轻松学歌赋

QINGSONG XUE GEFU

玉龙赋

YU LONG FU

曾培杰 ◉ 著

朗照清度　张甦伊
王伟　戴依可　曾舒佳 ◉ 整理

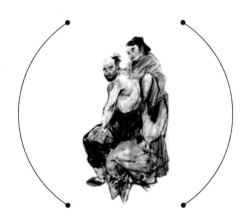

辽宁科学技术出版社
LIAONING SCIENCE AND TECHNOLOGY PUBLISHING HOUSE

拂石医典
FU SHI MEDBOOK

图书在版编目（CIP）数据

玉龙赋 / 曾培杰著 . -- 沈阳 : 辽宁科学技术出版社 , 2023.6
（轻松学歌赋）
ISBN 978-7-5591-2478-4

Ⅰ . ①玉… Ⅱ . ①曾… Ⅲ . ①针灸疗法—方歌—普及读物 Ⅳ . ① R245-49

中国版本图书馆 CIP 数据核字 (2022) 第 066054 号

出版发行：辽宁科学技术出版社

北京拂石医典图书有限公司

地址：北京海淀区车公庄西路华通大厦 B 座 15 层

联系电话：010-57262361/024-23284376

E-mail：fushimedbook@163.com

印刷者：河北环京美印刷有限公司

经销者：各地新华书店

幅面尺寸：170mm×240mm

字　　数：319 千字　　　　　　　　　　印　　张：19.5

出版时间：2023 年 6 月第 1 版　　　　　印刷时间：2023 年 6 月第 1 次印刷

责任编辑：陈　颖　李俊卿　　　　　　　责任校对：梁晓洁

封面设计：黄墨言　　　　　　　　　　　封面制作：黄墨言

版式设计：天地鹏博　　　　　　　　　　责任印制：丁　艾

如有质量问题，请速与印务部联系　　　　联系电话：010-57262361

定　　价：89.00 元

前言

兵法有不战而屈人之兵，中医有不药而愈之神奇！在经络穴位之奥秘！

了解人体，从学习经穴始。经穴神秘莫测，却在临床上屡建奇功，转危为安。其体系复杂，旧时师徒相授，多用口诀歌赋，一经背会，讲解，用之临床，毕生难忘，是以讲论穴位歌赋，乃推动中医药发展，缓解人类病苦一大法宝也！

《玉龙赋》，比穴位如玉，喻经脉似龙，有莫测其神妙变化之功，有无比珍贵、救人一命、千金价值之用，何其高妙。

今略论一二，供同行、高人、爱好者互参，共同进步，作瓦砖之抛！要相信金针穴位的巨大作用。

如脚气发臭，每日推三阴交，浊阴下降，身心俱爽，诚如赋言："脚气连延，里绝三交！"

更有鼻孔出水，清稀难抑，以艾条灸上星穴，即止，不可不谓神，诚如赋言："头风鼻渊，上星可用！"

又赋云，风市阴市，驱腿脚之乏力。老人中风，腿根无力，难以抬举，找"阴市，风市"二穴，极容易令双腿复此力气，市有闹市、物质丰富之喻，阴市、风市乃阴血交换充值之穴，但凡在此点按、艾灸，再服以补中益气丸，对老年人双腿回力复健大有裨益！临床上也建功奇多！

更有膝盖积水、肿胀难耐的广州患者，已访名医数位，药食过万元皆不愈，后遇穴位指导，结果每天只是艾灸阴陵泉、阳陵泉，不过月余，花费百余元，居然膝肿消退，行走灵活，患者复健，大赞传统经穴之妙！其理论依据，不过《玉龙赋》"阴陵阳陵除膝肿之难熬"，可见针灸歌赋，救人救世之功，何其广大也！

更有广州一精神抑郁男子，欲了却残生，消极厌世，百药不救，唯沉迷手机网络，举家哀痛，事业学业俱废！后遇缘——经穴，用悬垂强身之法，即双手握单杠，如猴攀树挂岩，结果双手劳宫穴、大陵穴得到按摩而发热发红，气血渐旺，如此三月有余，居然病去身轻，胃口开，心情好，离开了抗抑郁药。这也是一个神奇案例，宜大力推广，使天下苦痛苍生皆知，还有穴位疗法可以去抑强身，不过在家买个单杠悬挂劳宫大陵即可。正如赋云："劳宫大陵，可疗心闷疮痍！"一个人心情烦闷，千疮百孔，心中遍体鳞伤，见识世态炎凉，悲观厌世，此时，知此一言，不药而愈，强身健体，何乐不为！

至于赋云，"丰隆肺俞，痰咳称奇！"此言乃抗疫良方，人之丰隆在脚，肺俞居背，但见咳嗽，痰稀白，在此二穴点按，泡脚或艾灸推背，结果痰日渐稀少，气日渐充盈，不费一草一木，尽得气顺痰消，真乃各种痰病治根之举！

还有老人便秘，为常态也，然便秘之苦，鲜有人知，浊阴不降，心烦气恼，此时只需以蜂蜜醋水饮用，再配以照海、支沟二穴推拿点按，即通腑肠，去浊阴，升清阳，便顺畅，其口诀，连中医经穴入门皆知，照海、支沟，通大便之秘，此言百发百中，例无虚发。

总之，编辑归纳《玉龙赋》之高手，乃不留名，不留姓，做千古之奇功，甘隐世而埋名，吾中华前辈之大德，功昭日月，德配古今，做此益生惠救人类之壮举，立功立言立德，何其伟大。

今吾辈有幸读《玉龙赋》，得其精华，终生受益，妙手回春，功不唐捐。

我不过串讲古人一鳞半爪，不敢贪功为己有，希望此中精华大益世，广传世界，更多精微妙义，尽在行证者手里，不再多言，乃作句赞：

玉与穴名皆宝贵，

龙同经络共神明。

特为之序！

《玉龙赋（聚英）》

夫参博以为要，辑简而舍烦；总玉龙以成赋，信金针以获安。

原夫卒暴中风，囟门百会；脚气连延，里绝三交。

头风鼻渊，上星可用；耳聋腮肿，听会偏高。

攒竹头维，治目疼头痛；乳根俞府，疗气嗽痰哮。

风市阴市，驱腿脚之乏力；阴陵阳陵，除膝肿之难熬。

二白医痔漏，间使剿疟疾；大敦去疝气，膏肓补虚劳。

天井治瘰疬瘾疹；神门治呆痴笑咷。

咳嗽风痰，太渊列缺宜刺；尪羸喘促，璇玑气海当知。

期门大敦，能治坚痃疝气；劳宫大陵，可疗心闷疮痍。

心悸虚烦刺三里，时疫痎疟寻后溪。

绝骨三里阴交，脚气宜此；睛明太阳鱼尾，目症凭兹。

老者便多，命门兼肾俞而着艾；妇人乳肿，少泽与太阳之可推。

身柱蠲嗽，能除膂痛；至阳却疸，善治神疲。

长强承山，灸痔最妙；丰隆肺俞，痰嗽称奇。

风门主伤冒寒邪之嗽，天枢理感患脾泄之危。

风池绝骨，而疗乎伛偻；人中曲池，可治其痿伛。

期门刺伤寒未解，经不再传；鸠尾针癫痫已发，慎其妄施。

阴交水分三里，蛊胀宜刺；商丘解溪丘墟，脚痛堪追。

尺泽理筋急之不用，腕骨疗手腕之难移。

肩脊痛兮，五枢兼于背缝；肘挛痛兮，尺泽合于曲池。

风湿传于两肩，肩髃可疗；壅热盛乎三焦，关冲最宜。

手臂红肿，中渚液门要辨；脾虚黄疸，腕骨中脘何疑。

伤寒无汗，攻复溜宜泻；伤寒有汗，取合谷当随。

欲调饱满之气逆，三里可胜；要起六脉之沉匿，复溜称神。

照海支沟，通大便之秘；内庭临泣，理小腹之膑。

天突膻中，医喘嗽；地仓颊车，疗口㖞。

迎香攻鼻窒为最；肩井除臂痛如拿。

二间治牙疼，中魁理翻胃而即愈；百劳止虚汗，通里疗心惊而即瘥。

大小骨空，治眼烂，能止冷泪；左右太阳，医目疼，善除血翳。

心俞肾俞，治腰肾虚乏之梦遗；人中委中，除腰脊痛闪之难制。

太溪昆仑申脉，最疗足肿之迍；涌泉关元丰隆，为治尸劳之例。

印堂治其惊搐；神庭理乎头风。

大陵人中频泻，口气全除；带脉关元多灸，肾败堪攻。

腿脚重疼，针髋骨膝关膝眼；行步艰楚，刺三里中封太冲。

取内关于照海，医腹疾之块；搐迎香于鼻内，消眼热之红。

肚痛秘结，大陵合外关于支沟；腿风湿痛，居髎兼环跳于委中。

上脘中脘，治九种之心痛；赤带白带，求中极之异同。

又若心虚热壅，少冲明于济夺；目昏血溢，肝俞辨其实虚。

当心传之玄要，究手法之疾徐。

或值坐闪疼痛之不足，此为难拟定穴之可祛。

辑管见以便诵读，幸高明而无哂诸。

目录

囟门、百会、足三里、绝骨、三阴交

今天要讲新的内容——《玉龙赋》。

老师接下来要重视将预防医学的内容穿插进歌赋，就是说让歌赋在预防医学领域闪亮登场，体现它的重要地位。

我们的目标不仅是将病治好，更要让身体变强壮。

我们的方法，不是等到大病铸成以后再治疗，而是有微恙就把它搞定。

老师追求疗愈疾病有两条原则。

第一，我们不仅要变健康，而且要变强壮，就像国家不仅是为了要脱贫，也不单是小愿景的小康，而是要富裕，强大，要有这个目标。

第二，预防原则。中医最精髓的内容是什么？有人说偏方、秘方，有人说针灸，有人说是艾条，有人说是功法，有人说是汤药，等等。其实都不全面，中医最精华的是预防医学，《黄帝内经·素问》第一篇《上古天真论》就是预防医学的代表，是防病于未然的功夫，是治未病的思想。

如何能做到？

穴位是预防医学领域里的压轴法宝。

《玉龙赋》见于明代高武先生的《针灸聚英》，聚英，藏风聚气。英是什么？英是草木秀丽的那一截，像豆芽一样，那就是英，含英咀华，是非常精华的部分。

你采的红薯叶的苗尖，就是英。

"英"一般用于给女孩子起名字，心灵手巧，非常英秀。

《玉龙赋》是总辑《玉龙歌》的要旨，以赋的形式编写而成，因而更有助于诵读、更灵活。

像这篇千古名赋，读起来朗朗上口，包含了内、外、妇、儿、五官疾病，其中取穴处方的规律都是疗效显著，非常契合实际。

最常见的问题，像常见的中风、脚肿、痔疮、疝气、失眠、咳嗽等，在《玉龙赋》中都能找到相应的针灸治疗穴位，而且疗效显著。历代将本赋推崇为最具指导性的针灸歌赋文献之一，迄今为止，临证取穴的时候，大都离不开这些范围。

我的针灸老师带我们临床课的时候提到过，凡碰到便秘的患者，针照海、支沟。

我反复翻阅针灸教材没有查到照海、支沟治便秘的说法。后来直到我看了《玉龙赋》，发现：

照海支沟通大便之秘。内庭临泣理小腹之膜。

内庭跟临泣，你小肚子胀，就用它了，它就是小茴香、木香。例如：

大茴与故纸，杜仲入腰肢。

小茴与木香，肚痛不须疑啊！

内庭就像木香，临泣好比小茴，它们两个就理小腹胀。

照海与支沟。照海呢？你看海上有一些冰疙瘩，太阳一照就融化。

支沟呢？沟渠相通，肠道就是一条沟。

这两个穴位，照海，让海上的冰川都可以融解，所以照海这个穴是非常有能量的。支沟呢？支沟可以使沟满渠满，一个有能量火力全开，一个让沟满渠满，使肠道这条漕运之河畅通无阻，肠道排空，不再便秘。

在看到《玉龙赋》之前，我只是熟知这个经验，但是不知道它出自哪里，学了歌赋才明了。

《玉龙赋》全文一共介绍了102个穴位，治疗不下百种病症，常常一穴可以治疗多种病症。

其中，头面五官，颈项，背部，腰部，占了21症；内外伤占了21症；疝气，大小便，生殖系统，还有其他的病症占了17症。涉及的穴位大都是什么？八脉交会穴，俞穴，募穴，五输穴等特定穴，特定穴的本领比平常穴要强。

像足三里，是下合穴，可以治六腑的问题，让六腑的浊阴往下降。

脚臭，口臭，反酸水，就用足三里。

下合——能够收伏浊阴上泛。

我们开始来讲解歌赋吧：

> 夫参博以为要，辑简而舍烦；
>
> 总玉龙以成赋，信金针以获安。

《玉龙赋》的开篇就好有气势：

> 参博以为要。

就是说，把很厚的书读薄了，把很多的资料凝炼成精要，将很多的经验汇集，就像蜜蜂，飞到很远的地方去采好多花粉，最后酿出一点点的蜂蜜精华。

"要"是精要，要言不繁，精要的言语简练，不繁琐。

> 辑简而舍烦。

这里没有那些繁杂、繁乱的长篇大论，一两句歌赋就可以解决疑难杂病。像：

> 二白医痔漏。

痔疮、肛瘘，找二白穴。经外奇穴，在手上就可以医肛周的问题，如果还会挑刺疗法呢，效果更好了。只要把二白这里那些青筋、白丝挑开，痔疮、肛瘘肯定症状减轻。这个就是穴道的精华。

> 总玉龙以成赋。

这个《玉龙赋》就是总结《玉龙歌》的。《玉龙歌》太长了，而《玉龙赋》相当于简洁版。

好的歌赋，如果烂熟于胸，可以让一个人成为点穴治病的高手，成为人中龙凤。

　　　　　　信金针以获安。

这句话很重要。只要相信金针，就可以获得平安。

肠绞痛，针承山；腿脚行动不利，针阳陵泉。

　　　　　　具足不能起，坐卧似衰翁。

肩周炎，手没有力，针曲池。

金针得平安，但是前提是必须针对穴位，所以歌赋要烂熟于胸，深入研究。

　　　　　原夫卒暴中风，囟门百会。

　　　　　脚气连延，里绝三交。

有人说这句话跟我没关。为什么呢？可能很多年都碰不到一个中风的病人，碰到了也不用我治，早就送医院抢救了。

我们要学！我们要学歌赋的养生精神。

"原夫卒暴中风"，突然间发病，来势汹汹。中风，偏瘫，口眼㖞斜，嘴角流涎，手脚颤动，昏迷，这是中风之甚。我们立马用囟门、百会。

囟门相当于什么？相当于车顶部的天窗。

　　　　　　膺窗乳中连乳根。

膺窗在哪里？在胸。这就是旁窗，囟门就是顶窗。

坐在车里好闷啊，就打开旁窗，还闷，再打开顶窗。

这怒气一冲头，直接开天窗，就散出去了。如果怒气郁在胸胁呢，你就开旁窗——膺窗；怒气上到头顶，则必须开囟门。

如果在咽喉周围呢，你就用天鼎、扶突这些穴位，往上走的。

现在是卒暴中风，风为阳邪，善袭这个阳位，善于一下子就上到头。

　　　　　　高巅之上，惟风可到。

高巅，面红目赤，发怒，气势汹汹的，就是风象。

风邪有什么特点？

善行而数变。

容易上到大脑，巅顶之上惟风可到。

还有风性动摇，看到树动了，就是风来了。

人什么时候会动摇？什么时候会抖？紧张的时候。一紧张声音都抖了，所以一个人紧张了，用百会、囟门，有安神的作用。

风为百病之长。

囟门百会拍，专门降服激动、懊恼，降服紧张、烦躁。

囟门，又叫囟会，哪条经的？督脉，会有会聚之义。

囟会又叫天窗，对治心烦脑热，囟会是可以散热的，它是清头散风的穴位。

对于癫痫患者来说，这个囟会也是有用的穴位。但是要重点强调一下，一般八岁以下，囟会这个穴位不要针，比较危险。因为小孩子头盖骨比较薄。

不能针怎么办呢？小儿惊风，用拍打或按摩都有效果。

《针灸甲乙经》讲，头痛颜青者，癫痫呕沫者，囟会主之。

百会呢，在哪条经上？督脉。

百会，百脉之会，位于头顶部，至高的位置，可以治疗宿醉，可以治疗至低的痔疮，可以治疗头重脚轻，可以治疗烦躁焦虑，等等。

《针灸大成》讲，百会主忘前失后，之前做过的事情忘了，后面要干什么，也不记得了。

心神恍惚，心力不足，用百会。

甚至脱肛，也可以用百会。

《肘后歌》中提到：阴核发来如升大，百会妙穴真可骇。

阴核是指疝气之类的疾病，或者身体长包块，百会一下去，立竿见影。

《席弘赋》记载：

小儿脱肛患多时，先灸百会次鸠尾。

咽喉最急先百会，太冲照海及阴交。

小儿先天发育不良，拉大便肛门脱出来的，烧艾条灸百会，肛门立马回收，提起来。

《普济方》记载，"北人生子，灸百会，防他日惊风。"

北方地区女人生孩子，待胎儿娩出后，母子都可以灸百会穴，他日不会受风、受惊。

可见百会不仅是治病的一个要穴，它的保健作用同样非常重要。

脚气连延，里绝三交。

严重风湿脚气以后会引起心脏病，瓣膜都会出现问题，心慌心悸，脚一肿，心脏就受累。

足寒伤心，民怨伤君啊！

脚一旦寒凉，心脏很容易出现问题，就如同民怨伤君一样，百姓一旦怨声四起，君主就有危机了。

脚气连延，香港脚，脚气之类的，很臭浊的。

里绝三交。里是什么？足三里。三交呢？三阴交。

足三里，三阴交，分别在哪两条经？胃经跟脾经。

脾胃干什么的？脾胃就是升降的中枢。

脚气一般是什么气呢？是湿气。

脚气一定是湿气。湿伤于下；中风一定是风气，风伤于上。

激动往上走的，用囟门、百会。

湿浊懒惰往下走的，用足三里、三阴交。

里绝三交中的绝呢？绝骨。

绝骨，又名悬钟。属足少阳胆经。可治脚气。可以隔绝湿气、臭气，让其不要传到骨头上，不要往里面传了。隔绝在骨头外面，不要病入骨髓了，就是这个效果。

脚气若不控制，由皮肤烂到肌肉，最后传到骨头，骨头会变黑，人就九死一生，后果非常严重。

如此看来，里绝三交不但可以治脚气，还可以治湿气、懒气。

刚才提到紧张激动,可以用囟门、百会,那么还有什么情况用里绝三交呢?

拖泥带水,里绝三交。

懒散,懒惰,行动力极差,不肯动,整个人无精打采,就要用里绝三交。

小贴士

囟门穴(又名囟会)

【**定位**】位于在前发际正中直上 2 寸。

【**功能**】清头散风。

【**主治**】头痛,目眩,鼻渊,小儿惊风。

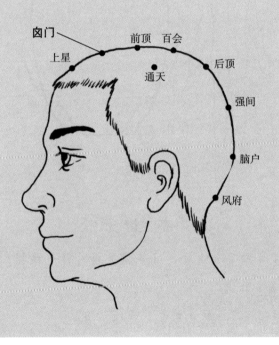

百会

【定位】后发际正中直上7寸，当两耳尖直上，头顶正中。

【功能】开窍醒脑，回阳固脱。

【主治】头痛，目眩，鼻塞，耳鸣，中风，失语，脱肛，阴挺，久泻久痢。

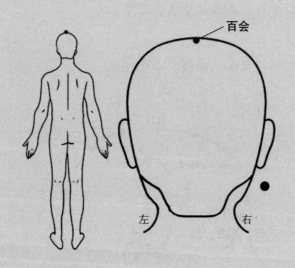

足三里

【定位】犊鼻穴下3寸处，当胫骨前嵴外开一横指，或犊鼻下四横指处，屈膝或平卧取穴。

【功能】调理脾胃，扶正培元，通经活络。

【主治】胃痛，呕吐，腹胀，噎嗝，泄泻，痢疾，肠鸣，疳积，便秘，下肢疼痛，虚劳羸瘦。

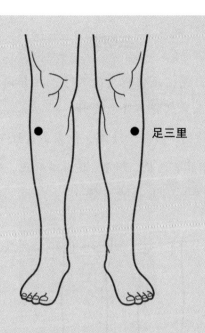

足三里

绝骨（又名悬钟）

【定位】在小腿外侧，当外踝尖上3寸，腓骨前缘处。

【功能】平肝熄风，舒肝益肾。

【主治】颈项强痛，偏头痛，咽喉肿痛，胸胁胀痛，痔疾，便秘，下肢痿痹，脚气。

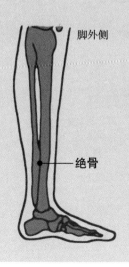

脚外侧

绝骨

三阴交

【**定位**】在小腿内侧，足内踝尖上3寸，胫骨内侧缘后方。

【**功能**】健脾益血，调肝补肾，安神。

【**主治**】腹痛，肠鸣，腹胀，泄泻，便溏，月经不调，崩漏，带下，阴挺，经闭，不孕，难产，遗精，阳痿，遗尿，疝气，足痿，瘾疹，失眠，以及神经衰弱，荨麻疹，神经性皮炎等。

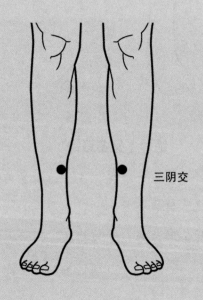

三阴交

上星、听会、攒竹、头维、乳根、俞府

头风鼻渊，上星可用。

上星在哪里？头部的前额上。为什么叫上星？就是人在抬头仰望星星的时候，精气神会往这个位置聚，集中精神观察，思考，这里就是上星。

这个穴位作用虽然不及那些要穴、大穴重要，但是它所处的位置非常重要，位居人体正中、居高之处。

它在哪条经脉上？督脉。督脉是干什么的？总督一身之阳。

当邪风从后脑吹过来，你就会觉得头痛、鼻塞，点按上星这里，可以愈鼻塞、疗头风，它有明目祛风之功，有健脑开慧之效，三花聚顶，前面的气就要从上星往上注。

人在思考的时候，气自动就会提到上星。同理，当上星这里气不足时，人的思考力就会减退。

上星这个穴位主治的疾病，要配合用什么汤药呢？老师在揭阳跟诊吴拱成老先生的时候，看到好几例鼻炎的案例。

老先生就用四君子加苍耳子散。如果很怕风的，加玉屏风；如果很冷的，就加桂枝汤。

就这几个组合对慢性鼻炎百治百效。比如，晚上熬夜伤精，劳累劳心的，晚上吹空调睡觉，早上起来，喷嚏不断，得打三五十个喷嚏的，总之就是鼻塞问题。

接着看，头风鼻渊，渊是什么？深渊，不断出水的。

有人说，曾老师，我总流鼻涕，一个早上用了半卷纸巾。

这就是鼻渊，鼻子像深渊一样流水流个没完。

像这样流涕不断的鼻炎问题，可以多拍上星。半个月下来，鼻炎好一半，再怎么办？加服四君子汤配合苍耳子、辛夷花、薄荷、白芷，四味药各 10 克，这叫苍耳子散。

为什么用苍耳子、辛夷花？这是一对治鼻子的妙药，苍耳子入左鼻孔，辛夷花入右鼻孔，它们两个联用，能够将气血从心肺层面上升到头部，苍耳子擅长入肺，将肺气开于鼻子，辛夷花擅长入心，它能够将气血从心通到鼻子，所以辛夷花还可以美容。

苍耳子还可以治皮肤病，可以治遍身风癣、癞。

古籍上记载，苍耳子有通督脉的作用，能够让气血从后背通过百会下降到上星，然后再开窍于鼻。

辛夷花能够从前庭前胸上升到脖子跟嘴巴，最后开窍于鼻。

人的鼻子有两条气血供应：后面督脉和前面心胸。

我们治疗鼻炎就用鼻三拍：

一拍百会上星。

二拍中府云门。

三拍大椎。

拍大椎，后面风就进不来了。

拍中府、云门，前面气就旺。

拍百会、上星，就能三花聚顶。

> 百会上星，三花聚顶。
>
> 关元气海，五气朝元。

百会、上星，让督背的河车运行到达头面部，所以它不单治鼻塞，还令

上星、听会、攒竹、头维、乳根、俞府 第2讲

人耳聪目明。由下往上，三花聚顶，白云朝顶上，然后，关元气海，五气朝元，甘露洒须弥。

耳聋腮肿，听会偏高。

面腮红肿，耳朵嗡嗡作响，这种耳聋跟面腮红肿是实证。

听会属于哪条经？胆经。胆经的穴有什么特点？能够清肝胆火，通常侧面的腮肿，胸胁痛，耳朵嗡嗡作响，是肝胆火旺。

有一个病人突然间听不到了，医生切脉说，脉弦数，用龙胆泻肝丸，吃一次耳朵就没事了。这种突然发病的，多火，听会泻肝火，疏泄肝胆火，也可以用防风通圣丸，也有清肝胆火的作用。

还有另外一种耳聋，持续好几年了，讲大声都听不到，这种要吃金匮肾气丸，这种耳聋就不是听会偏高了，而是后溪、太溪、绝骨偏高了。

攒竹头维，治目疼头痛。

攒竹属于膀胱经。眉毛的形状就像一片竹叶，所以攒竹主眉眼病，穴位所在，主治所在。

头维属于胃经，能够维持头部的状态，它在头的边上，像篱笆围墙，负责防御的，头维能够维系耳聪目明。

攒竹能够让眼目清爽，头维可以让头脑灵活。这两个穴相互配合，可以治疗头痛、目痛。

目昏鼻塞风攻上，偏正头痛俱可安。

说的就是，攒竹和头维相互搭配，相当于川芎茶调散。

目昏、鼻塞，风攻上，偏正头痛，都可以治。

川芎茶调散是一个名方，偏正头痛都可以治，因为头痛不离川芎。如果再加用攒竹和头维，治目痛、头痛就完美了。

乳根俞府，疗气嗽痰哮。

普通的咳嗽，叫风寒或者风热咳嗽。

因为郁闷，情志抑郁，生气，着急，咳嗽加重的，叫气嗽。

痰哮是有痰，上气不接下气，哮喘。

乳根属于胃经。

膺窗乳中连乳根，不容承满及梁门啊！

说的就是乳根。它主胸胁、乳房，当气得一腔怒火时，乳根可以调气。

俞府属于肾经，有补肾的作用。

老年人气喘再加哮喘的，一般是肾虚。

无虚不作喘！

如果不是虚，是不会喘很久的。

我给大家分享一个案例：有一位老人，只要跟老伴一吵架，就要咳个 3 ～ 5 天，感觉痰总吐不干净。

他先后买了二陈丸、保和丸，还有祛痰的药吃，但就是断不了根。

后来找到余老师，余老师用金水六君煎，就是二陈汤加熟地、当归。

当时作为学徒的我很疑惑，熟地、当归是滋腻的，二陈汤是化痰的，把滋腻的跟化痰的放在一起，会不会增加痰的产生？

余老师跟我说，回去翻看张景岳的医书。

后来我一查阅才知道，二陈汤走胃经，相当于膺窗乳中连乳根，降胃中痰，熟地、当归，补肝肾，入肾经、肝经，相当于俞府、血海。人只要肾有精气，就舒服了。

老人气嗽痰哮，经常晚上咳嗽，痰哮很多，单纯用化痰药治不好，把化痰药跟补肾药加在一起，就好了。

年轻人多痰打呼噜，二陈汤加苍耳子散一吃就好。

中老年人易疲劳，常熬夜，熬夜熬的是肾液，所以要用熟地，补肾第一药。

看手机耗什么血呢？耗肝血，耗眼睛血；哪个是补肝血第一药？当归。

熟地配当归，就是既补肾液也养肝血。

色黑入肾。现代研究表明，黑色、紫色的食物，像桑椹、黑豆、茄子等，补肝肾，但不要吃生冷的，容易凉肠胃，蒸熟再食用，效果就不一样。

经常加班熬夜的人，熟地黑豆煮水，保肝护肾抗衰老。

另外，现在的当归很难让人吃上火。以前老一辈的人讲，当归不能多吃，一小勺，吃了就流鼻血；如今的当归都是人工种植的，各方面品质都下降了，整条当归吃下去都没事儿。

总结一下，金水六君煎，治中老年人肾脉沉，心肺脉大，痰嗽痰多，肾脉虚，下盘空虚。二陈汤配熟地当归，相当于乳根俞府，疗气嗽痰哮。

小贴士

上星

【定位】在头部，前发际正中直上1寸。

【功能】降浊升清。

【主治】主治头痛，目眩，目赤痛，鼻塞，鼻出血，癫狂，痫症，以及前额神经痛，鼻炎，角膜炎，近视等。

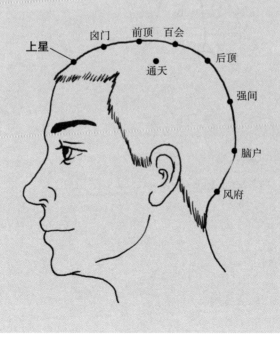

听会

【**定位**】在面部，耳屏间切迹的前方，下颌骨髁突的后缘，张口有凹陷处。

【**功能**】清降寒浊。

【**主治**】耳鸣，耳聋，流脓，齿痛，下颌脱臼，口眼㖞斜，面痛，头痛。

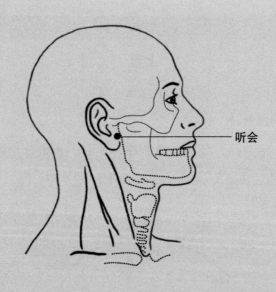

听会

攒竹

【定位】在面部，眉头陷中，眶上切迹处。

【功能】吸热生气。

【主治】头痛，目眩，目翳，目赤肿痛，迎风流泪，近视，眼睑瞤动，眉棱骨痛，及急、慢性结膜炎，面神经麻痹等。

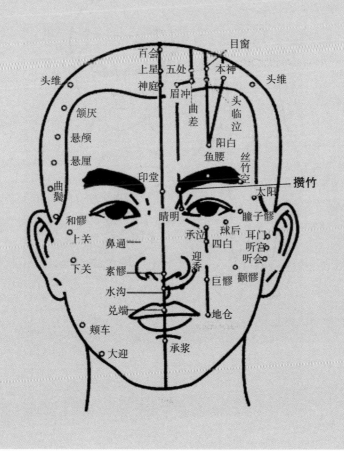

头维

【定位】在头侧部，额角发际上 0.5 寸，头正中线旁开 4.5 寸。

【功能】祛风泄火。

【主治】头痛，目眩，口痛，流泪，眼睑瞤动。

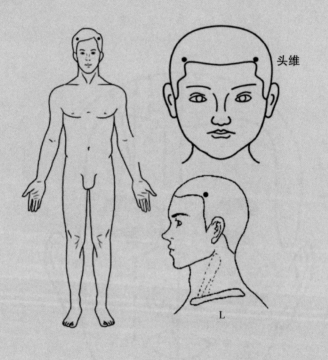

乳根

【定位】在胸部，乳头直下，乳房根部，第5肋间隙，距前正中线4寸。

【功能】燥化脾湿。通乳化瘀，宣肺利气。

【主治】咳嗽，气喘，胸痛，少乳，乳痈，及肋间神经痛，乳腺炎等。

俞府

【定位】在胸部，锁骨下缘，前正中线旁开2寸。

【功能】利气，止咳，平喘。

【主治】咳嗽，气喘，呕吐，不嗜食，胸痛等。

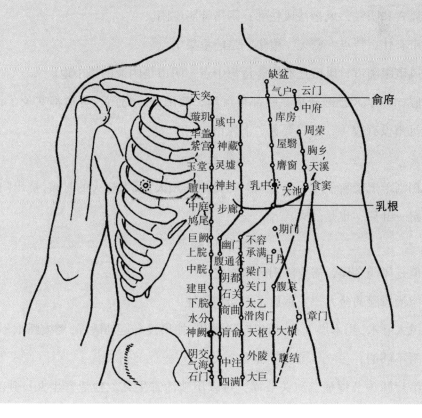

风市、阴市、阴陵泉、阳陵泉

第3讲

风市阴市，驱腿脚之乏力。

风市属于胆经；阴市属于胃经。

这两个穴位对于风寒湿邪引起的膝骨麻痹，迈步困难，很有效果。

所谓驱，祛风的意思。

风穴和阴穴，风指祛风祛邪；阴指补阴滋阴。

市有什么特点？密集，聚集，是能量集中点。

风市跟阴市，风市是邪风能量集中点，阴市是阴液的集中地。

假如一个人腰酸腿痛，腰部很沉痛，腰阳关、命门、肾俞都艾灸了，腰还是沉重没有改善，这时要灸一下风市。

风能胜湿。

相当于把柴吹干以后，再点燃，必是熊熊烈火。或者烧火的时候，烧出闷火，鼓风机一开启，也是烈火。

湿柴最怕猛火。

但是风药多燥，需要滋阴药来润之。

像治风湿的药方，大都放了白芍和熟地。

风入肝木，恐木燥气火，所以吃风湿药。如果没有运动锻炼，熬夜睡眠不足，水又喝不够的，一吃风湿药就容易上火。

治疗膝关节疼痛、肩关节痛，可以用独活寄生丸。独活寄生丸：独活寄生艽防辛，地芍归芎桂苓均。艽——秦艽，防——防风，辛——细辛，还有独活，是风药。

地芍归芎，是四物汤。

桂苓均，桂枝，也是风药。

为什么要配地芍归芎？两个原因：

治风先治血。血行风自灭。

阴市就相当于四物汤。

阴市。阴是什么？阴就是阴血、阴液，所以阴市是滋阴养液的，防止用风药后，木燥起火。

秋冬天服四物汤，美容养颜。容易上火的，服四物汤一段时间，就不上火了，还可以兑一点蜂蜜进去。

许多风药，像羌活、独活联用秦艽、桂枝，都太火、燥了。不用这些药，经脉通不了，邪气逼不出体外，但是用了这些药，邪气逼出去了，火气又上来了，怎么办？赶紧用滋阴药。

所以用滋阴药配合风药，是治疗风湿痹症的一招大法。

腿脚风湿痹症，迈不动，那就要加油跟驱动。

阴市就是加油，给你加足阴血，满血了，好比开车，给你油箱加满油，天南海北任你开。

阴市就是满血穴，专门饱满人的阴血。

风市呢？风市就是驱动，就像那车子一点火，就发动了。

我们走路的时候，上面大腿在用力就是风市在提，下面小腿在用力是太冲在提。所以走的时候，就是风市生风。

腿脚生风，气血流通。

这两个穴是扶阳跟滋阴并配的，就相当于桂枝汤。风市相当于桂枝和生姜。桂枝、生姜，辛甘化阳。生姜，辛辣为风，辛香定痛祛寒湿，所以风市带有辛香定痛的作用。

21

比如有急性炎症、咽炎，就赤脚走路，走到脚底破皮出血都不要紧，炎症自然就"瘪"下去了。走就是生风，水补给就是滋阴，走到脚底充血，甚至出血，就是解毒、下火，让火有出路。

阴市呢，滋阴养血的，相当于芍药、大枣和甘草。芍药、大枣、甘草可以酸甘化阴。

阴陵阳陵，除膝肿之难熬。

阴陵泉、阳陵泉两个穴位，分别位于脾经跟胆经，脾乃至阴，胆乃少阳，胆在外侧，脾在内侧。

所以一个主膝盖内，一个主膝盖外。若内侧膝痛，用阴陵泉；若外侧膝痛，用阳陵泉；内外皆痛，那就阴阳结合。

不管是阴陵泉，还是阳陵泉，都叫陵泉，陵是什么？陵就是耸起的丘陵，地势高的叫陵。泉呢？泉水竹密何妨流水过，是从下面流过去的。

阴、阳陵泉位于高耸之骨下面的有缝隙沟，就是高山流水，陵就是高山，泉就是流水。

两个穴位，都是扶阳滋阴的。陵就是扶阳让山日日高，泉就是滋阴令水朝朝满，都是很重要的穴位，在膝盖周围，除膝肿之难熬。

老年人膝盖肿得像鹤膝一样，还长了很多疮；或者膝盖上长了最严重的人面疮，膝盖像人脸一样，长烂疮，还流黄水，怎么办？

重用四妙散，苍术、黄柏、薏仁、牛膝，都是30克。

黄柏降火，从头顶到脚踵的火它都可以降，从顶至踵，更何况是膝盖。

苍术雄烈，能够除湿，治脾的圣药，脾主四肢嘛，所以膝盖也属于脾所管。

薏仁是除湿至宝。牛膝，非牛膝不到膝。老年人，膝盖肿痛，摸着热热的，用二妙丸、四妙丸，一剂下去，膝盖就不烫手了，三剂下去就消退了。

四妙散是治疗膝脚湿热，湿热熏蒸，腿脚麻痹疼痛，膝盖发肿的。

如果我们还懂得阴、阳陵泉，那就更厉害了，再在这两个穴位下针，疗愈疾病的速度会翻倍。

为什么是脾经跟胆经？中医认为，以中对中。中焦就是肝脾，肝胆跟脾胃；人体膝盖就是脚尖至股的中间。膝盖里面韧带较多，很灵活；人体中焦升降也是很灵活的。所以必须要通过肝胆跟脾胃来治膝盖问题。

风市阴市，抗衰老而神效。

人老就是先老在两腿脚，若腿脚不灵活了，说明老了。

阴陵阳陵，延年寿而有功。

阴陵泉、阳陵泉是延年寿的，风市、阴市是抗衰老的。

《玉龙赋》还可以看作人体使用手册，是指导延年的奇书，是抗衰老顾问，助人延年益寿。

穴道学说，既是金针下针点，也是按摩推拿点，还可以是艾灸补给点。

穴位应用要见微知著。

有一些人走路有气没力，非常沮丧，就拍打阴、阳陵泉，不断地拍拍拍，像什么？就像不断打气的打气筒。

这拍打相当于给脚打气，气打足了，脚丰满起来，脚灵活了，走路就不会乏力。

《天星十二穴》中提到，举足不能起，坐卧似衰翁。觉得膝盖不舒服，老摸膝盖的，膝盖凉的，赶紧拍阴、阳陵泉。

如果觉得走路腿脚乏力，上下楼梯后劲不足，走一下容易气喘吁吁的，就拍风市、阴市。

所以你看穴位指导的预防医学思想多厉害，它能让你绕过很多疾病，绕过很多障碍，未病先防。

一分钱的预防，常常胜过一百元钱的治疗。

小贴士

风市

【定位】在大腿外侧部的中线上，腘横纹上 7 寸。或直立垂手时，中指尖处。

【功能】运化水湿。

【主治】半身不遂，下肢痿痹、麻木，全身瘙痒，脚气，及坐骨神经痛，股外侧皮神经炎，荨麻疹等。

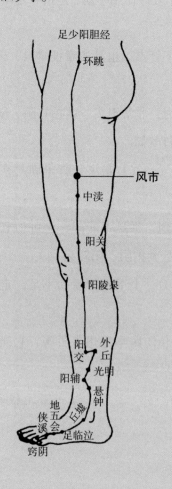

足少阳胆经

环跳

风市

中渎

阳关

阳陵泉

阳交 外丘

光明

阳辅 悬钟

地五会 丘墟

侠溪 足临泣

窍阴

阴市

【**定位**】在大腿前面，髂前上棘与髌骨外缘的连线上，髌底上3寸。

【**功能**】温下焦，散寒除湿；通经络，强腰膝，利关节。

【**主治**】腿膝麻痹酸痛，屈伸不利，小腹胀痛，水肿，疝气等。

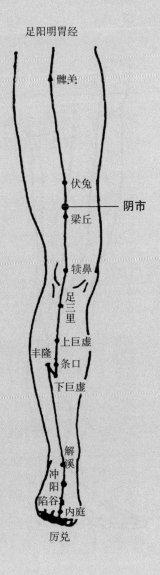

足阳明胃经

髀关

伏兔
梁丘 —— 阴市
犊鼻
足三里
上巨虚
丰隆
条口
下巨虚

解溪
冲阳
陷谷
内庭
厉兑

阴陵泉

【定位】在小腿内侧，胫骨内侧髁后下方凹陷处。

【功能】健脾利水，通利三焦。

【主治】腹胀，水肿，黄疸，泄泻，小便不利或失禁，遗精，月经不调，赤白带下，膝胫酸痛等。

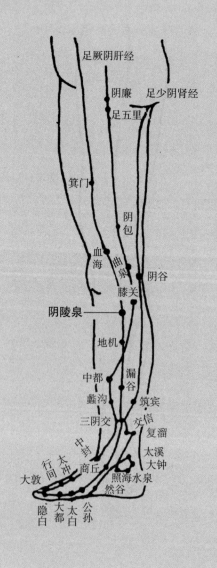

阳陵泉

【**定位**】在小腿外侧，腓骨头前下方凹陷处。

【**功能**】疏肝利胆，通络止痛。

【**主治**】胁肋痛，口苦，呕吐，黄疸，便秘，半身不遂，下肢痿痹，膝肿痛，肝炎，胆囊炎，胆道蛔虫症，坐骨神经痛，膝关节炎等。

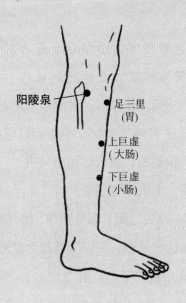

二白、间使

第4讲

昨天我们讲到：

> 风市阴市，驱腿脚之乏力。
>
> 阴陵阳陵，除膝肿之难熬。

你看，我们有了这个注疏工作以后，讲学丰富多彩了很多。

风市别名垂手，就是手自然下垂时，中指尖对应在大腿上的那个点。所以我们站立的时候，垂手拍侧腿，就可以拍到风市。

风市，可以运化水湿，主治浑身瘙痒。

春夏之交，湿气较多，易发过敏，浑身瘙痒，湿气怕风，有意识地拍内关，可以除胸中之湿邪，再拍这个风市，可以除腿脚之湿邪。

阴市通经络，强腰膝，利关节，它有个别名，叫阴鼎，鼎是鼎炉，鼎炉有藏聚之功，有重镇之效。这个穴虽然在胃经上，但气血非常足，是重要的调心病的穴位。

我们接着学习新的内容。

> 二白医痔漏，间使剿疟疾。

二白是经外奇穴，可以治疗痔疮跟肛瘘。

为什么叫二白？因为是在一条手臂上同时存在的两个穴位，像两个窍门一样。白，有清白之义，可以扫清污垢。

二白可以清白人体双窍，但凡是双窍的，都可以清理干净。比如说有些人鼻屎很多，浊阴在上，二白就可以把它清理掉，把鼻屎清到大肠里去。还可以把眼屎清到胆去，把耳屎清到膀胱去。

人体共有九窍。一般人都以为只有七窍，其实有九窍。除了头面七窍，还有前后二阴，共九窍。都可以用二白来治。

二白不仅可以治痔疮，还可以治肛瘘。久坐以后肛周不适的，或者吃了辣椒便血的，不要紧，平时就多按二白穴。

如果把手腕部视为脖颈，肘部视为腰腹，腕与肘之间，对应的就是胸膛。

内关在这里，间使在这里，二白也在这里，它们可以宽胸宽肠，使浊阴下降，而不上泛。

前面讲过，艾灸百会，可以治脱肛。如果你害怕在头顶上灸艾条，可以在二白处灸，一灸肛门就可以收上来。

肠道如果有炎症，用二白穴配承山。承山名鱼腹，可以治疗肠炎。如果肚子憋胀，不要紧，二白承山可担当。老年人肚闷肚胀，腿脚抽筋，也可以二白配承山。

另外，二白穴还有一个功效。二白位于间使穴上面，归厥阴心包经，心主神明，能够让心神从黑暗走向光明。假如最近总是情志抑郁，拍二白穴，劳宫对二白，拍了可以缓解疲劳，调节情志。

间使剿疟疾。

疟疾这种病大家都听说过，发作起来寒热交替，间使穴可以"剿灭"它。

间使是心包经的经穴，经主咳嗽寒热，音声病。病变于音声取之经，所以音声沙哑，心慌心悸，取间使。

《千金方》上讲：

　　　　狂邪发无常，披头大唤欲杀人，

一个人发狂了，好像鬼上身，鬼附体一样，

　　　　不避水火，

　　　　登高而歌，

弃衣而走。

此时见到河都敢跳下去。

狂言妄语，灸间使三十壮。

记住，这一招。大凡精神狂躁的人，间使这里摸着都有结节的。
只要用艾条在结节上面一灸，结节消退了，颅脑里头的寒痰也没了。
间使穴，《针灸甲乙经》上面讲到：

热病烦心善呕，

胸中澹澹，

善动而热，

间使主之。

卒心中痛，

心敖敖然，

间使主之。

胸痹引背，

时寒，

间使主之。

治疗心绞痛，间使是非常厉害的。

小贴士

二白

【定位】在前臂掌侧，腕横纹上 4 寸，桡侧腕屈肌腱的两侧，一侧二穴。

【功能】调和气血，提肛消痔。

【主治】痔疮，脱肛，前臂痛，胸胁痛等。

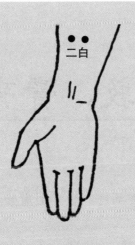

间使

【定位】在前臂掌侧，曲泽与大陵的连线上，腕横纹上3寸。

【功能】宽胸和胃，清心安神，截疟。

【主治】心痛，惊悸，胃痛，呕吐，热病烦躁，胸痛，疟疾，癫狂，痫症，肘挛，臂痛等。

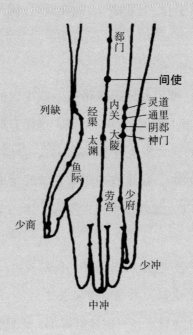

第5讲　　　　**大敦、膏肓**

　　　　　　　大敦去疝气，膏肓主虚劳。

大敦是治疗疝气的要穴。

大敦在肝经上面，为什么可以治疝气？因为肝经下络阴器。

肝经是唯一一条围着阴囊绕来绕去的经。

大敦穴在哪里？大趾二趾交叉处，就是开四关之处，这个地方是一条大沟。

敦，这个地方是一个大结块，像河中州，像一个墩。疝气的病因病机是：阴囊小腹，疼痛肿起，会痛延腰背脊，伴有四肢凉，冷气攻心。

古籍记载，诸疝皆属于肝，七般疝气，病在厥阴，因此各种疝气、七情不调，要寻厥阴肝经。

大敦穴属于什么穴呢？井穴。

井穴是开始的意思，所以井穴都是带有一些生机的。有些生机不旺，不孕不育的，可以搓大敦至太冲间的这一条线，这样有助于生育。没有机会打赤脚的，脚经常是裹着的，大敦这地方一碰下去，会痛得不得了。

井穴是源源不断出水的，这里有助于生发。肝主生发，是肝经从地底头冒气，生根发芽的，所以大敦穴是生根发芽穴，像一个豆子，生根发芽，长出嫩苗，极富有生机。

大敦不单可以治疝气，它还可以提神，提精神。一个人如果无精打采，把大敦穴搓热了，就会有生机，人也精神起来。

井穴如井泉源源不断地冒水，可以疏肝解郁，平肝熄风。

以男性为例，阴茎是生殖器官，那么阴沟在哪里？阴沟就是大敦、行间、太冲这条线。

但凡生殖系统有问题的，阴道有炎症，甚至子宫里头有一些结节，从太冲、行间、大敦这条线推下去，有结节点，一推就知道。

再给大家举个例子，两手并拢，像一只鸟，两个拇指靠在一起像鸟头，双手其余四指就是鸟的翅膀。

头跟翅膀联系的地方是哪里？是颈椎、颈脖、肩颈，只要从合谷往这个拇指推下去，打通、揉按，颈肩综合征、颈椎疲劳、肩周炎、颈椎病都可以缓解。

颈肩有问题的人，平时就推这条线，从合谷这里一直推到大拇指指甲缝隙，推到发汗，会感觉整条颈立马松开来。

老师平时要求你们练功的动作都是有意义的，是强身健体之道。像蹲趾桩，站完以后，子宫内膜薄的，可以变厚，生殖能力弱的可以练强。如果再有足够的营养，所有细胞都会变大，输卵管也会通畅，输卵管的对应点就是太冲到大敦这条沟，就是人蹲趾跟二趾之间的这条槽。站好蹲趾桩，这条槽有力量，生殖能力就很强。所以大敦可以提高生育能力。

现代研究表明，针刺大敦穴，对治睾丸炎有明显的效果，可以降血压，治疗肠道梗阻效果也很好。治疗尿道炎、膀胱炎等泌尿生殖系统疾病，大敦穴效果奇佳。

"敦"通"蹲"，下蹲。人一下蹲，大敦那里很有力。

能久蹲的人一般身体比较好，可以通过练下蹲提高体力和耐力。下蹲，可以降浊。

膏肓补虚劳。

膏是什么？是骨髓油；肓呢？就是筋里头的筋膜和筋油。你看这个杀猪的时候，猪肉割开，有些筋膜上附着一些油，那就是膏肓。膏肓穴是主治各种虚劳慢性病的要穴，有个成语叫病入膏肓，说明这个病很重，病入骨髓的意思。

人老的时候，膏肓变少，所以会皮包骨头。人久病卧床，就是在燃烧膏肓。

膏肓穴就是补虚劳的，虚劳又叫虚损。

只要是因为疲劳而使疾病加重的，统统可以灸膏肓。

古代孝子懂得帮长辈推背，推的是哪里呢？就是膏肓。

推膏肓很重要。膏肓这个穴位，通治百病，百种病到最后都会脾肾两虚。有些人疲劳以后，后背就痛。说明膏肓穴告急了，你要赶紧休息，或者按摩推背，不然邪气就来了。

膏肓补虚劳，万病虚劳，皆可膏肓。

膏肓可以提高鼻子的抗邪能力，像很多人患花粉症，用艾条灸膏肓，灸完不打喷嚏。总打喷嚏的，常与熬夜，玩手机，纵欲，邪淫，夫妻房劳太过等有关，膏肓这里一灸整个人就暖洋洋。

寒冬里受冻，或者夏天吹空调着凉，膏肓受冻，着凉，赶紧晒太阳，所以最平稳、保险、有效、少花钱的养生大法，就是晒背。

日月之华救老残。只要每天晒太阳超过两小时，可以缓解衰老，避免残废。

《千金方》，一方值千金，其中提到：

> 诸虚羸劳损，
>
> 五劳七伤，
>
> 膏肓主之。
>
> 梦遗失精，
>
> 膏肓主之。
>
> 上气咳嗽，
>
> 膏肓主之。
>
> 痰火发狂，
>
> 膏肓主之。
>
> 健忘痴呆，

膏肓主之。

看到没有，帕金森、老年痴呆，也是从膏肓下手。

胎前产后等百病，无所不疗。

倪海厦倪师在国外推崇膏肓疗法的时候，他的运用就是这句话。

有研究发现，针灸膏肓穴，可以提高红细胞的活力，提升血红蛋白的数量，是改善贫血的要穴。所以晒背可以促进钙的吸收，纠正贫血。

总之，膏肓穴是扶阳补气血的一个要穴。

小贴士

大敦

【定位】在足大趾末节外侧，距趾甲角0.1寸。

【功能】生发风气。

【主治】疝气，崩漏，遗尿，睾丸肿痛，月经不调，阴挺，癫痫等。

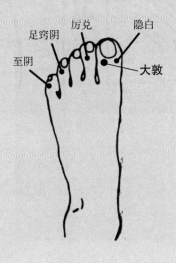

膏肓

【定位】在第4胸椎棘突下，旁开3寸。

【功能】散热排脂。

【主治】咳嗽、气喘、肺痨等虚损证，肩胛痛，健忘、盗汗、遗精等虚劳诸证。

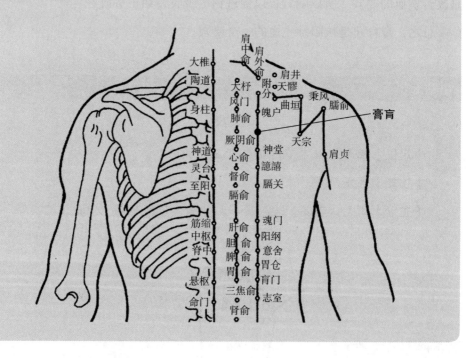

天井、神门

这首《玉龙赋》，是智慧的结晶，是歌赋中的集大成者，是关于针灸穴位的歌赋。

我们要打通中成药跟穴道之间的关系，万物互联，这个药穴是互联的。

比如太冲，它是解气穴，药穴对应，药上相当于逍遥丸，相当于柴胡、郁金、木香、香附，都是解气的。

大敦，治疗疝气下滑，它又相当于茴香橘核丸，原因是大敦在大趾二趾间的这条沟上，凡沟通沟，以中治中，以沟治沟，我们把大蹞趾比喻成生殖系统，那这沟呢，就是腹股沟，疝气一般是从腹股沟冒出来的，所以腹股沟斜疝，鞘膜积液，输卵管不通，就对治太冲、行间、大敦这条线路。

比如劳心之人，操劳之人，多推揉劳宫，可以清心安神，助睡眠。它相当于虚劳虚烦不得眠，酸枣仁汤主之。

酸枣仁汤配合推劳宫可以泄热，有明显热的再加栀子淡豆豉，没有明显热的，就是酸枣仁汤。

举足不能起，膝盖没有力，蹲下起不来的，用阳陵泉，相当于名药名方中的什么？养筋汤。

> 养筋芍地酸麦天。

白芍、地黄、酸枣仁、麦冬、巴戟天，都是养筋中的液。

牛大力，再配合牛膝，对壮膝盖有奇效。尤其是新鲜的牛大力，在我们五经富是很值钱的。

黄芪跟牛大力煲汤，是送给年老夜尿频多老人家的最好礼物。

我们再看，一个人老掉肉，虚羸，消化不良；小孩子吃了肚子胀，不消化，厌食。

能通心腹胀，善治胃中寒。

伤寒羸瘦损，气蛊及诸般。

木克土，不爱吃饭，见食无欲望，用哪个穴？足三里。

足三里处艾灸，一条灸完，胃肠动力就提高了。

足三里相当于什么名药或者名方？相当于苍术，能够治腹中窄狭。相当于白术健脾圣药，能够长肉；相当于陈皮、麦芽，能够开胃；相当于木香、小茴香，肚痛不须疑，能通心腹胀嘛，心腹胀就是肚痛。它又相当于四君子，健脾益胃气；相当于承气汤，饱满气逆，让你排干净大便就好。所以足三里，用刮痧用泻法，就相当于服了一剂承气汤。艾灸足三里，就相当于服了一剂四君子。

这就是穴位的灵活性，操作空间很大。

学中医，不明经络穴位，开口动手便错；如果明了经络穴位，学药、学按摩、学扎针、学汤方、学导引之术等等都不是问题。总之一切的医术，都是建立在经络穴位的基础上，根基就在于经络穴位。

从经络穴位入手，简直就是找到了捷径。重视经络穴位这个根基，你就能有一个强健的身体。

我们接着来说《玉龙赋》。

天井治瘰疬瘾疹。

瘰疬是什么？脖子周围的淋巴结肿大，一粒一粒的。

疬是什么？小疙瘩，长得一串串的，如果堵塞咽喉呼吸道，严重者可能致命。不要慌，我们有一个很厉害的穴叫天井。天井属于三焦经，是三焦经的合穴，正所谓奇难杂症找三焦，像瘰疬包块、脂肪瘤这些，都是奇难杂症，大都是水火气机失调引起，就找三焦经。拍打三焦经，就治这些奇奇怪怪的病。

三焦经这么长的经络，这么多的穴道，为什么偏偏要选天井？天井是三焦经的合穴，合主逆气而泻。逆气是什么？气一往上逆，就面红脖子粗了。

所有的合穴，都主气上冲胸，冲脖子，冲脑。假如一个人生气以后，头晕目眩，我们要找哪条经的合穴？肝经。肝经的合穴是曲泉，可以让肝经的火气全部合下来。

一生气，气得牙齿都痛了，逆气冲到牙齿应该选哪条经的合穴？胃经、大肠经的都可以，因为胃经和大肠经都是阳明经，阳明经主口部。

如果生气，气到咽干口燥，找哪条经的合穴？冲到咽喉，口咽部，什么开窍于口？脾。所以找脾经合穴。什么开窍于舌头？心开窍于舌头。什么开窍于咽部？肺。所以要找肺经、心经、脾经，三经的合穴。

口苦找口干怎么办？口苦找胆经的合穴，口干找脾经的。如果口臭呢，找胃经肠经的合穴，这就是合穴的精神。

学好合穴，就像懂得合方治疑难症一样，会很有信心。

从上至下，水火气机运行失常，就会在局部积水积液，积脂肪粒，积血，积气。最严重的瘰疬，天井可以医；普通的青春痘、脂肪瘤它更可以治。

记住了，天井穴，它是去瘤结的要穴。你看它所处的位置，近肘尖，经外奇穴中，有一个肘尖穴，肘尖穴治疗一切瘰疬包块。

> 带刺能破坚。

想破开坚块，肯定要找锋利的。

人体最锋利的就是肘尖。你看从头到脚，最锋利的地方，就是肘尖。

> 破积之药产高峰，凉利之药生湿地。

肘尖反过来看，那就是一个高峰。所以我们只需要把肘尖往上顶，它就可以破积。

那些练肘法、泰拳的，把筋骨拉开了，身体一个包块都不会长，不会有脂肪粒或者包块凝结的。

平时多按摩肘部，多练膝盖，具有很深远的意义。因为膝肘是合穴所在，合主六腑，六腑降浊。

只要有浊阴，就会出现青春痘，脸上冒油，肛周痔疮，脖子结块，双下巴，富贵包，腰椎间盘突出等等一系列问题。腰椎间盘突出就是因为浊阴，就是腰骨里头"生锈了"，我喜欢把它称作骨锈。

《通玄指要赋》上讲：

> 然谷泻肾。

然就是燃烧，可以将废物燃烧掉，可以炼掉骨里头的"锈迹"。

练然谷穴，其实很简单，赤脚走路就可以。每天坚持走，走到然谷发热，就可以燃烧骨垢、骨刺，重获健康。

相当于什么药？相当于金匮肾气丸。

金匮肾气丸，是六味地黄丸加了附子和肉桂。六味地黄丸是燃料，好比天然气；附子和肉桂是易燃物，起点火作用。两者一结合，才能烧得持久。

> 若要身体好，赤脚满地跑。

有的人虽然然谷穴天生饱满，能量很足，但是不去点燃，身体依旧没法燃起来。所以要打赤脚满地跑。

言归正传，我们接着讲天井。

有好多南方的老房子有天井。天井的特点是什么？进阳光，通风，还有下水。

四水归朝的地方就天井。下雨的时候，瓦片上的所有水都滴到天井，然后排出去。只要天井一堵，家里就淹水了。

人也一样，三焦经一堵，舌下就会积液，舌头会肿，脑袋会积液，会有囊肿。

我治过一位泌乳素微腺瘤患者，她乳房胀痛，头好像要爆炸一样，我赶紧给她拍三焦经、少阳经和胆经，疏泄压力嘛，拍完以后，乳房这个压力就疏泄出来了。

经过治疗，脑部原本黄豆粒大小的腺瘤变成绿豆粒大小，再缩小成芝麻粒大小，最后看不见了。

所以颅脑里头长瘤结的，奇难杂症找三焦经。在三焦经上再找天井，天井代谢一顺利，瘤肿自然就消了。

天井可以通颅脑。天就是颅脑，头脑的瘰疬、瘾疹，天井都可以治，可以通风透气的。

瘾疹大都是什么问题？有风，肯定有风的。你看患者多数都搔来搔去，当然是有风。

风善行而数变。

凡是有风的要找哪条经？少阳经、厥阴经。

肝胆为风木，找这些木经，跟它相络属的三焦经、心包经。

上半身痒的，找三焦经跟心包经。

下半身痒的找肝胆经，好管用。

为何呢？

诸痛痒疮，皆属于心。

人体内侧面有三条阴经，哪条阴经在中间？心包经。外侧面有三条经，哪条经在中间？三焦经。

所以老师教你治痒绝招，把手伸出来，从心包经沿胳膊拍出去，手翻过来，再沿胳膊三焦经拍回来。

下肢也是如此。胆经位于外侧的中线处，肝经位于内侧的中线处，这两条线来回地拍，就可以解下半身的痒。

像有妇科炎症，你就每天拍一个小时肝经、胆经，坚持一个月，痒症基本上去个七七八八了。

天井在人体上肢的外侧中线上，同时它又位于上肢从手到肩的中间位置，所以它是合穴，以中治中。

天井穴治疗的范围很广泛。它可以治疗膝盖痛。肘膝相对，如果左侧膝盖痛，就扎右侧的天井；右侧膝盖痛，就扎左侧的天井。

另外，天井穴还有行气散结、安神通络、宽胸理气和清热散风的作用。

天井配百劳，治疗瘰疬非常好，百劳可以治各种情况引起的虚劳。

天井配血海，治疗荨麻疹、瘾疹，效果特好，进针就见效了。血海呢，血行风自灭。

天井配曲池，治疗肘关节炎，网球肘。

天井穴可以清热凉血，治麦粒肿、淋巴结核有特效。

像麦粒肿这些，可以用木贼草、白蒺藜、刺蒺藜、蒲公英来降服它，也可以用天井降服。

按照中医"以中治中"的思路，天井不但可以治疗膝中，膝盖病，还可以治疗人体腹中，肚腹消化不良有痞块。中医治包块就两个字——行阳，阳气一行通，包块就没有了。三焦经可以行阳。

天井穴是土穴，土能够制水，水来土掩。人体水湿泛滥的都可以用天井。比如流口水，天井艾灸；尿频尿急，天井艾灸；迎风流泪，天井艾灸；鼻子流水，天井艾灸。因为天井是三焦经土穴，三焦本来就是治水的，再加上是土穴，就是治水之王了。

就像肠胃经，是土经，管消化的，再找到足三里，它是胃经的土穴，是土经土穴，所以它就可以克水。

神门治呆痴笑咷。

见到有些人有怪异的行为，在那里傻笑的，赶紧搓他的神门。

有很多脑瘫的小孩，非常可怜。一人向隅，满堂不乐。家里有一个人呆痴，整个家族都是郁郁寡欢，闷闷不乐的。

对于这种情况可以刺这个神门，常刺神门。

神门是一个重要的安神要穴。因为神门在心经，心主神志。

这里告诉失眠的朋友们一个小妙招，拿一个夹子，在神门这里夹一个小时，放开来，可能有很多瘀血之类的，但不要紧，保管晚上睡得香。

神门是手少阴心经的什么穴呢？原穴。

原穴多补虚，所以原穴是补神的，相当于药物里头补神的人参：

补五脏，

安精神，

定魂魄，

明目开心益智。

《神农本草经》中有些药，像大黄、人参，一定要记得滚瓜烂熟。

神门是心经要穴，它又是腧穴，腧就是输，是流动的，它又相当于牛黄清心丸、安宫牛黄丸。

所以中风痰迷心窍，胡言乱语，可以刺神门。

神门是原穴，可以补虚，它又是输穴、输主体重节痛，主流通，所以神门是一个通补兼用的要穴，相当于多药、多名方，是多功能的。

但是老师跟你讲，神门穴调百病的机理在这里——调神。

主明则下安，主不明则十二官危。

神如果专注了，身体就会好。

所以你在老师这里，铺石头时就安心铺石头，锄草时就安心锄草，背书时就安心背书，吃饭时就安心吃饭。样样形神合一，百病消去。

神门这个穴位真是不同凡响，是养生的大穴啊。

神者，心神。门者，门户。

心藏神，它是神往来的门户。

心神疾病引起的肉体问题，或者肉体问题引起的心神疾病，都可以用神门。

有一个居士，他说他自从戴上念珠以后，睡眠各方面都好了，很神奇。

为什么？因为他有一个习惯，常搓这个念珠，而念珠就戴在腕关节周围，所以他其实就是搓神门，人就精神了。

心绞痛，神门配内关。

心痛如果扩散到背上去，要配心俞。

老人痴呆，神门配涌泉，头痛医脚嘛。

神经衰弱，失眠，神门配内关。

遗尿，神门配关元，委中。

这些都是经典配穴。

《针灸大成》讲，神门主心性痴呆健忘。现代弥漫性脑萎缩的人越来越多，觉得自己记性差，转头即忘。所以不光老年人需要，中年人也需要。

人老是没精神，我们家乡话叫发瘟鸡，吃完饭以后就想躺着的，就是饭后发瘟。不要紧，这样的人饭后就撑神门，神门撑在地下，把整个身体重量压上去，一边撑个五分钟，换另一边再撑五分钟，饭后的这些瘟就没了。

现代医学表明，针刺神门，治疗失眠效果好。

对于精神刺激引起的心惊胆战和高血压，效果也好。

把手看作一个整体，中指就是头部，所以中指一放血，大脑压力就降低。

腕横纹相当于屁股，这条纹上的穴位，如神门、大陵、太渊这些穴位，就是肛门、前列腺和尿道。

前列腺炎，尿道炎，肛门方面的疾病，就搓这里，神门可以控肛，控制肛周疾患。

神门还可以治疗二便问题及妇科炎症，多厉害！你得有全息对应思维，才可以活学活用穴位。

比如我们的穴位敷贴疗法，脚上长骨刺，就贴神门，贴大陵，然后再抹上活络油按掌根，跟骨骨刺就掉了。吃补肾的六味地黄丸可能都不管用，但这一招就管用，再配上药丸呢，那真是顺风顺水。

为什么呢？掌根对脚跟，掌根发力的动作，那就是专门强健这个脚跟的。

如果足跟痛，只要在神门周围，找到痛点，一针下去，足跟痛就好了。

左边的足跟痛，找右边的神门。

右边的足跟痛，找左边的神门。

神门乃心经子穴，实则泻其子。心脏病是实证，心扑通扑通跳得发慌，实则泻其子，把神门一泻，就舒适了。

关于神门还有很多精彩的讲述，你们要自己去领悟。带神的，都是百讲不厌的。

小贴士

天井

【定位】在臂外侧，屈肘时，肘尖直上1寸凹陷处。

【功能】行气散结，安神通络。

【主治】头痛，瘰疬，肘、臂、肩、项、背部疼痛，疮肿，荨麻疹，皮肤瘙痒症等。

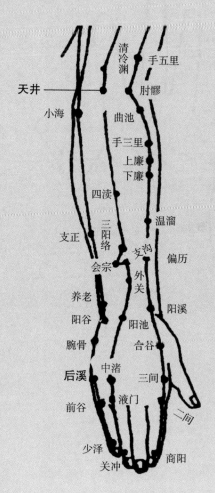

神门

【定位】在腕部，腕掌侧横纹尺侧端，尺侧腕屈肌腱的桡侧凹陷处。

【功能】补益心气。

【主治】心病，心烦，惊悸，怔仲，健忘，失眠，癫狂痫，胸胁痛等疾病。

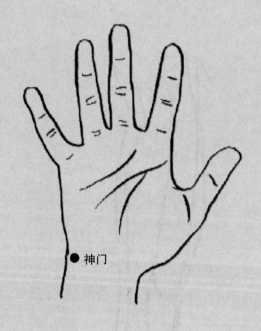

● 神门

太渊、列缺

> 咳嗽风痰，
>
> 太渊列缺宜刺。

太渊、列缺是哪条经的？肺经。

> 手太阴肺十一穴，中府云门天府诀。
>
> 侠白之下是尺泽，孔最下行接列缺。
>
> 更有经渠通太渊，鱼际少商如韭叶。

经渠可以通到太渊，侠白之下是尺泽，孔最下行就可以接到列缺。

列缺、太渊二穴中，太渊是肺经的原穴。它还是八会穴之脉会，所以对脉象的紊乱有调整作用。

有人呼吸急促，心跳紊乱，不整齐，那就揉或者推太渊，可以让心跳变得有节律、有动力。

太渊是可以复脉的一个穴，脚踝上的复溜也是复脉的穴位，太渊一般复手上的脉，复溜一般复脚上的脉。

它们两个就是复脉黄金二药对，所以无脉证、脉乱证，找太渊和复溜。

一个人咳嗽会有什么反应呢？咳嗽就像你拿石头丢到湖里去，平静的湖面就起波澜了，乱了。不断地咳，脉象、气脉都会紊乱。咳嗽哮喘的人，你去摸他的脉，起伏不定的。

选太渊，太有道理了，肺经能平和脉气，这里它不是治咳嗽，而是治气，太渊能让气脉稳定。

余老师经常讲：

真人之心若珠在渊，

常人之心若瓢在水。

常人是息在咽喉，所以气短，没有耐力，干一两个小时体力活，就唉声叹气，叫苦连天，这样的人一定是没有气纳丹田。

真人之息在踵。

练踮趾桩是最好的纳气归田方法，归脚踵，归根，归根曰静，《道德经》上这样讲。

踮趾桩一练，你发现腿脚滚烫，气就下去了，此时担一百斤的肥料，都不会气喘吁吁，而是呼吸平稳，归根曰静啊。

根在哪里？根就在深渊，在瀑布下面，潭啊，渊啊，非常深的。若珠在渊，你不要以为是把珠丢到渊里头，就叫若珠在渊。珠是形容精、气、神，用世间最贵重的珠宝来形容你的三宝——精气神。就是说气能够沉到关元、气海都还不够，要沉到太溪，沉到涌泉，沉到昆仑，沉到解溪，甚至沉到大敦，沉下去，怎么会有疝气、骨质疏松？沉到太冲，怎么会被别人轻易激怒？沉到太溪，怎么可能漏精呢？不可能的，精华完全被锁住了。

太渊是什么？是气沉丹田之穴。

列缺可以沟通天地，从南到北，从东到西。它真正是天地间的“快递”，极速达。

咳嗽是什么？气急，咳嗽风痰，太渊列缺宜刺。

为什么是太渊、列缺？因为太渊能够像真人之心若珠在渊，能够纳气下来到渊；而列缺就像心平气和穴，可以调平快速急促的气息。

有些人有颈肩综合征，因压迫导致上肢神经痛，觉得一阵一阵的麻，从这个肩背传到手，用列缺。

列缺是络穴，络到哪里？下络大肠。所以这个肺经要背下来，不单背经络穴位，还要背经络走向。

手太阴肺经，下络大肠，环循胃口，上膈属肺。

所以列缺它就是联络肺跟大肠的，只要列缺一动，身上的乌云，就会下到大肠，去润滑肛门。

有些人说："曾老师，我便秘"。

"你是不是老咳嗽？"

"对啊。"

"你就拍列缺，列缺一拍，咳嗽平缓了，便秘也好了。"

"同时好？我还准备治咳嗽后，再来找你治便秘，你太厉害了！一举两得，一箭双雕。"

因为我懂得肺与大肠相表里，它们是夫妻，上面的列缺一动，下面这个沟渠就会很润滑。

这个咳嗽风痰，其实就是气急，气不往下纳。

　　　　　太渊能够纳气归渊，列缺可以降服急躁。

如果不用太渊列缺，风痰怎么治？

咳嗽很急的，找两个穴，一个是丹田，还找一个缓急的，风火雷电平时最急，而咳嗽是一种风象，那就找风穴，有什么风穴？风池，风府，风门，风市，还有翳风。

只要开风穴，肺肯定不会那么急躁。如果老人咳嗽，别急着去拿药，开风穴再加点复方甘草片，一下子就平缓了。想要根治，找一个跟太渊等同的，太渊是纳气归渊，还有什么穴位可以把气往下纳的？关元就是把气关到元里。还有，如果一摸脚是凉的，肯定是气没有归到脚，用太溪。手上的太渊，脚下的太溪，遥相呼应。

　　　　　诸气膹郁，皆属于肺。

列缺任脉循肺系，肺里的络脉没有列缺走不到的，列缺是解郁穴。肝郁化什么？化火。化火就伤了什么水呢？伤了肾水。

一个人，切他的左关脉郁结带数，而且还带硬的，立马再切他的寸脉，寸脉又太快，如果又再进一步冲上鱼际的话，可能会有睡不着觉，很兴奋，有焦虑倾向，点头如捣蒜，甚至还有腰酸等症状。因为肝郁化火，心主火，木一旦添多了，心火就急。心火一急，就睡不着觉了，脑子也停不下来。

肝郁者爱发脾气，对自己最亲的人都发脾气。肝郁化火，可以引太渊、太溪的水去灭火，就会源源不断地抽肾水。

大脑通过督脉一直从下面抽水，抽到下面都没水了，然后腰就塌陷，腰椎间盘突出就出现了。

我经常用丹栀逍遥散的思路治这种腰痛，只需要给他解郁降火，就自动生肾水了。肾很厉害，作强之官，只要不再抽它的水，它就恢复得很快，不用特意去补。

列缺解郁，可以解除肝肺之郁闷。太渊是水，太渊通太溪，地下河道，所以太渊是降金生水的。

太渊跟复溜同按可以解除口干舌燥之悲。

反过来说，如果早上起来咽干口燥，人肯定郁闷，甚至口苦，肯定有火，而且脾气很刚。有火就用太渊，可以降火。列缺专门劈掉脾气刚。

所以太渊它是活力穴，可以让人容光焕发，非常有活力。人老老在脉上，太渊穴是血管清道夫，是保脉穴，护脉穴，是抗衰老穴；列缺是降服急躁穴。两个配在一起，厉害极了。

小贴士

太渊

【定位】在腕前区，在腕掌侧横纹桡侧，桡动脉搏动处。

【功能】理血通脉，宣肺平喘，清泄胃热。

【主治】咳嗽，气喘，咯血，咽痛，胸痹，腕掌关节痛，无脉症等。

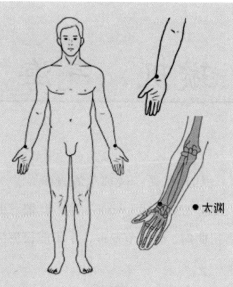

●太渊

列缺

【**定位**】在前臂桡侧缘，桡骨茎突上方，腕横纹上1.5寸。肱桡肌与拇长展肌腱之间。

【**功能**】止咳平喘，通经活络，利水通淋。

【**主治**】头痛，项强，咳嗽，气喘，咽喉肿痛，口眼㖞斜，手腕无力等。

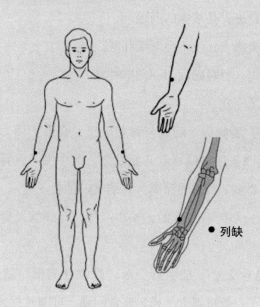

●列缺

第8讲 璇玑、气海

尪羸喘促，璇玑气海当知。

羸是什么意思？瘦弱无力。尪（wāng）呢？骨骼弯曲不正，变形。顽固的风湿，肢体就是有扭曲的，骨关节变形，手不能很灵活地舒展开来，手指变形——尪。

初喘在肺，久喘在肾。

喘促是气不下到丹田里去。气虚才喘，有人跑步，跑三圈都面不改色，而有人跑了一圈就气喘吁吁。气不够，它就喘促，所以气虚则喘，气急则促。

我们客家把咳嗽叫作促，气很促急的就会咳嗽。

喘促就是喘咳的意思，是喘嗽的问题。

身体好的人，呼吸绵密，绝不会气喘吁吁。

相反，身体差的人，呼吸喘促，一动即呻吟。

喘促用哪个穴？昆仑穴。

昆仑属于哪条经？膀胱经。膀胱与肾相表里，在最下面。一动即呻吟，刚要开始干活，拿起锄头还没锄草就开始喘气，吴牛喘月，肾不纳气。这样的人要多练蹲趾桩，要多下蹲，要深蹲，要纳气归昆仑。

尪羸喘促大都是长期卧病在床的，唉声叹气，已经病及肾脏，病到任督二脉去了。

最严重的尪病是什么？不是手脚变形，是脊柱变形。就是说已经板结了，板直了，动不了了，像机器人一样，非常刚硬，过刚易折，有骨质疏松易脆断。

为什么取璇玑、气海呢？璇玑和气海均属任脉。任脉起于下元，跟肾是连在一起，并在一起的，它可以反映肾气是否充足，肾气足了就可以怀子，可以妊娠。

璇玑可以理解为能旋转的，像珠玉一样。我们骑自行车的时候，你看那车轴之间有什么？有轴承。轴承上面有什么？有滚珠，铁珠，没有这些铁珠它是涩滞的，有铁珠才润滑。身体的铁珠就是璇玑，一粒粒的，像天上的星星一样，点缀在这个轴承之间，所以璇玑在喉轮周围。

你看喉结处，相当于一个大璇玑。下面穴位通了，讲话很流畅；有些人讲话不流畅，璇玑这里常皱缩。

说话不够通顺流畅的，用璇玑，如珠走盘的一个穴，可以让脉道流利。

璇玑是主脉涩的。上焦脉涩，胸部可能有瘀血；中焦脉涩，脾胃可能有瘀血，吃伤了；下焦脉涩，可能有老寒腿，脚上受过伤，或者静脉曲张有瘀血。璇玑可以润滑，像这个圆珠一样，非常滑利。尪羸，这人手废了，都硬了，是什么现象？转动不灵之象嘛。

所以在老师眼中没有风湿，只有转动不灵，一旦转动不灵，就按璇玑，可以提高身体灵活度。璇玑，是令人非常灵活的一个穴，非常灵敏，它的位置对应后背的穴位就是陶道。

你看做陶器时下面的那个底盘，手轻轻一带，它就旋转得好快，人们才可以做出各种漂亮的陶器，形状各异。

所以陶道和璇玑两大敷贴穴位，专治关节不利索，咳喘，气闭，气郁气涩，一切不润滑的，用它们就润滑了。

璇玑是任脉最狭窄处，你若拍通了，肚腹气血可以顺畅直达头部。陶道是督脉最狭窄处，打通后背陶道，督脉的气血会很顺畅到大脑。所以这两个穴位很重要。

好，再来谈谈气海。

人体有四大海，血海，气海，水谷之海（仓廪之官），还有髓海。髓就最深的，仓廪之官脾胃造化出气跟血，汇成气海、血海，气跟血再度凝炼就是脑髓和肾精。

若病在血海、气海，只需要调一下水谷，调饮食就可以了。

　　　　寡思虑以养神，调饮食可保精。

只要饮食不败，身体不坏。

在饮食问题上，调仓廪之海，中脘仓廪之海。然后是气海跟血海：气海分为上气海膻中，下气海关元。血海也有二，一个是脚上的血海，属脾经，一个是背上的血海膈俞，也是藏血的。

髓海，一个是颅脑，一个是八会穴，绝骨，悬钟，可以壮髓脊液。

人喘促的时候，气是到不了肚脐跟丹田的，气海可以纳气归田。

这句"尪羸喘促，璇玑气海当知"，可用于老年人风湿合并气喘。老年人，几乎气喘的都有风湿，风湿的都会伴气喘。风湿病的一般脾胃不好，脾主四肢嘛。脾胃不好的，年老就有风湿，手就会酸痛麻。怎么办？剪个风湿膏药贴璇玑、气海，贴这两个地方就够了。

有的人身体其实没什么毛病的，只是一气周流不够通畅，诸如天气或者环境变化影响心情，他郁闷了，气转不过来了。

因此需要两个动力帮助转过来。

第一个是气海，有力才可以推动。

第二个是璇玑，路要通畅。

"尪羸喘促，璇玑气海当知"，意思就是枯瘦如柴，关节变形，又气喘吁吁的，要按璇玑、气海这两个穴，补气又通经络。

气海穴补气，璇玑穴通经络，两者搭配，效果完美体现。

璇玑

【定位】在胸部，前正中线上，天突下1寸。

【功能】利肺清咽，宽胸理气。

【主治】咳嗽，气喘，胸痛，咽喉肿痛，支气管哮喘，支气管炎，食道痉挛等。

气海

【定位】在下腹部，前正中线上，脐中下1.5寸。

【功能】益气助阳，调经固经。

【主治】虚脱，厥逆，腹痛，泄泻，月经不调，痛经，崩漏，带下，遗精，阳痿，遗尿，疝气及尿潴留，尿路感染，肠梗阻等。

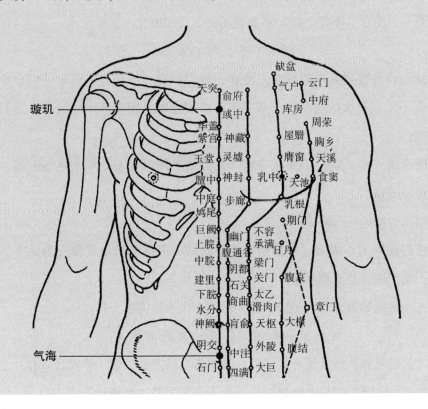

第9讲 期门、大敦

上一讲我们讲到，尪羸喘促，璇玑气海当知。

尪羸气喘，人虚弱了，才会得风湿。

如果身体精气神充沛，风、雨、寒气，还有暑湿啊，这些是进不来的。只有身体虚它们才进得去。

那如何保精气？如何使自己不得风湿痹症？不要碰五冷，远离五冷，就远离了风湿痹症，远离了尪羸，远离了年老关节痛。那五冷是什么呢？

第一，凉水。不要老碰，不要轻易碰，汗出时更不能碰凉水。

汗水不干，凉水莫沾。

我们经常碰到大洋的茶农来治病，他们那里环境很好，但是他们有个坏习惯改不了，每次采完茶，关节手腕有劳损之时，却在冷水里洗手，这是自讨苦吃。

所以第一个，就是不要碰冷水，尤其是手脚阳气不是非常足的时候，真的不要轻易碰。

第二，凉风。远离凉风，穿堂风。

我们这里的小谦谦，号称是身体最壮的，但他避风避得像一个蜗牛，其实他不是怕冷，是重视养生。

古人避风如避矢，就是说，古人避这个风邪像避箭一样。

百病风痧起因端，莫为风痧不相关。

风就是风邪，痧就是痧胀痧气，消化不良的产物，像一粒粒沙一样。

常说的出痧，一般是肠胃里头消化不良了，身体的痧就好多。

风——百病之疹。

这个冷风很要命，必须要重视它，空调对后背吹的，会吹出心脏病来。

我碰到一个四十岁的银行柜员，他的背经常对着空调吹，感觉好凉快，几年以后，得了心脏病，后背发凉，心痛。

我让他改掉这个坏习惯。

一改掉这个习惯，心脏康复了，背凉心痛的现象就没有了。

我跟他说，你还好是四十岁来治，六十岁就很难好转过来了。

所以这个冷风要防。

第三，冷饮。

冷水可以伤手脚，冷风可以伤颈背，因为水湿一般伤下边，风寒一般伤上边。有些人抵抗力强，没有被冷水、冷风伤到，但最怕冰箱一开，咕咚咕咚一瓶冷饮下肚，伤了里面的子宫，就不好了。一个冰疙瘩下去，它会一直凉到子宫去，子宫受凉收缩，冻得打哆嗦，导致发育不良。

无知的小女孩，吃冰棒不停，日子久了，子宫就发育不良了，将来无端折寿，还损了，所以这个冷冰冰的东西不要随便进嘴。

第四，冷言冷语。

恶语伤人六月寒，良言一句三冬暖。

不要轻易在背后说别人的是非，背后之议，听者痛若刻骨，像钻到骨头里一样痛。

第五，冷漠。

冷漠是心性上面的麻木，就是说没有热情了，对任何事情都不抱有希望。

这五冷远离了，尪羸喘促就会减轻，向愈。

好，我们继续学习《玉龙赋》。

期门大敦，能治坚痃疝气。

期门大敦穴，上下呼应，可以行气散结。但凡带门的穴都可以开通表里。

伤寒、气结等病，就可以刺期门，这是张仲景最擅长的。

拍期门，一天的烦郁就可以解了。

大敦，敦是结，大敦就是大结。这个穴能够疏肝散结，散痞块。

情志抑郁找肝经。

期门大敦，能治坚痃疝气。什么叫坚痃疝气？腹股沟斜疝，身体长的一些坚固的包块。

中医认为，气流通了，就没有硬结；气滞塞了，就长硬结。

百病皆生于气，而期门、大敦呢，就是行气要穴，相当于元胡、川楝子，行气散结。

期门相当于元胡，大敦相当于川楝子。你们看川楝子就像一个个的墩。

在四川，苦楝树的籽，那是道地药材，叫川楝子，又叫金铃子，它挂在树上像一个个小铃铛一样。川楝子是清热破气散结的。只要把元胡、川楝子打成粉末，那就是上乘的止痛散结药。

我曾碰到一个乳腺小叶增生的妇女，我问她："你家里不是有元胡止痛片吗？"

"有啊，那是止痛的，又不治乳腺增生。"

"中医是见病机不见病名，你这病机是肝气郁结，元胡可以疏肝行气。"

她说："家里元胡不多，不够。"

"那你家里有没有三七粉？"

"有。"

"拌在一起吃。"

元胡止痛片跟三七粉一吃，她的结就散掉了。

那三七粉，本来是她家里老人用来治高血压的，我把它巧妙地跟元胡止痛片联系在一起，元胡行气，三七活血，气行血活，增生自去！

我们平时会碰到一些常生闷气的，有的甚至会气出个包来，对这种可以用元胡和川楝子，或者元胡和三七，这就相当于期门大敦。

期门大敦，又相当于茴香橘核丸。老年人，伤寒受冷的，疲劳的，六十岁以上疝气出来的，买几盒茴香橘核丸回来一吃就好了。

期门大敦，可以治一切坚痃，脖子长瘰疬是不是坚痃？是。

你看这痃字？病里有玄，玄如果加一个弓字是什么字？琴弦的弦，弦脉的弦。如果一个人脉象出现弦象，就可以用期门大敦。弦主肝胆病，弦主痛症，弦主气郁。

再来看这个痃，通常切脉会发现脉带弦硬的体内肯定有坚痃之气，不一定是长疝气，可能有胃痛，可能有胁肋胀，可能有头痛，头一痛，脉就弦硬，一较劲就绷紧，所以弦主肝胆病，主痛症，主寒凉，冷症，因此有些受凉的，脉也会弦。

你看，天气转冷一冻的时候，树的枝条就硬了，不柔软，人也一样，冷言冷语，冷漠待人，吃冷饮，吹冷风，洗凉水，那就准备受弦脉的攻击吧！能补救吗？可以——灸大敦，拍期门。先拍期门，然后再拿艾条灸大敦。

有人说，哎呀，我实在没这功夫。

那不要紧，站蹒趾桩，开大敦，可以化掉坚痃疝气。

期门是肝经的什么穴？肝经募穴。所以一切肝逆，还有没有力量的，肝主筋，筋无力，都可以拍期门。

《伤寒论》讲到，如果一个人下血，又胡言乱语，这是热入血室，刺期门可治。

有些妇女月经来临前，洗了凉水，过后心就狂躁狂越，在肝经期门一刺，那团气放出来了，就能恢复正常精神了。

张仲景很少提到穴位，一旦提到，就是很重要的。

刺期门还可以缓解情志抑郁。

期门在乳头直下方，第6肋间隙之中。期是周期，门是门户，意思是周期开放的门户。所以它管月经，月经就是周期性的。它也管大小便，可以理解为大小便也是周期性的，存满了定期就要排。

期门是肝经募穴，能将肝邪募到大肠去，引肝经的力量去促进大肠排泄，促进膀胱的排空。

期门可以治盆腔积液，治便秘。

期门，"期"通"气"，气门。

气海穴在哪里？在肚脐下。

气门呢？就是期门，在胁肋。

期门可以疏肝和胃，健脾理气，降逆，主治一切脾胃胸胁肝胆疾病，所以肝胆脾胃出问题，都可以揉期门，它统治肝胆脾胃，对于木克土的疾病，它最有效果。

什么叫木克土？吃饭吃急了，吃撑了，吃饭生气的，用期门配足三里，期门疏肝，足三里降胃。足三里是下合穴，合主逆气而泻，单一足三里，能够治疗吃饱的胃病，但是对于吃饱又气饱的胃病，单一足三里治不好，要配期门。

配用期门，为什么？因为除了吃饱，还有气饱，这种光节食是不能治好的，还要戒嗔怒。节食是足三里，那么戒嗔怒是什么？戒嗔怒找期门。

《伤寒论》还讲，肝乘脾，会腹满，胡言乱语，刺期门。

什么叫肝乘脾？木气太旺盛，太容易激动，着急以后，脾胃会不消化。

吃饭急匆匆的，边吃饭边跟别人吵架，或者边指天骂地的，虽然没吃多少东西，但是感觉撑的难受，就是肝乘脾。腹满谵语，谵语不单是胡言乱语，它还包括一些秽语，刺期门。

大渴欲饮水，腹必满。这是肝气横逆，刺期门。包括现在的消渴病。消渴的病因，其中一条就是情志郁怒。

为什么有的人糖尿病老治不好，而有些糖尿病人吃逍遥散就减轻呢？

因为他们无事常生烦恼，郁怒丛生。

为什么有的糖尿病病人喝山药汤、吃无比山药丸就好了？因为这些是疲劳倦怠，劳累了。但如果让劳累的人吃逍遥散，他就更没力气了。

也不要让生气的人吃无比山药丸，那样气会更大。

这里，居然藏了治糖尿病这种时代病的治法。因为大渴欲饮水，消渴，这些人腹必满，必然是肚腹里头都是气，要怎么解呢？其病曰横，须刺期门。

用梅花针帮他叩刺表皮跟肌肉间，注意别刺到脏腑里面去。

最安全的方法，就是拍打期门。

《铜人经》里头讲到：

> 若伤寒过经不解，当刺期门，师经不传。

伤寒过经不解。有人感冒了，头痛、胸闷，说明感冒已经由太阳膀胱经到少阴心经去了，过经了，邪气已经过界了，已经由外感进入内伤了。

比如一感冒，有人就不爱吃饭，说明已经传到阳明胃经去了，影响到了食欲。

伤寒过经不解怎么办？刺期门。

以后碰到病邪不断深入，搞不好的，就刺期门。

《针灸大成》讲：

> 胸连胁肋痛，期门、章门、丘墟、行间、涌泉。

两扇门一开，胸就不痛了，胁肋也不痛了。

还有《玉龙歌》也提到：

> 伤寒过经犹未解，须向期门穴上针。

感冒，缠绵不愈，半个月都搞不好，就拍期门，一定有效果。

现代研究表明，针刺期门、日月，对胆囊、胆总管的括约肌有明显的收缩作用，有助于排出结石，排出泥沙样浊垢。刺期门可以使胆囊运动能力明显加强，对乳腺增生也有明显的改善作用。

期者，如期而至，治一切周期性疾病。

期门就是小柴胡，治往来寒热，老是固定时间点发病。有人说，平时没事，一到饭前一个小时，肚子咕噜咕噜不舒服，刺期门；平常没事，一旦吃完饭以后，饭后瘟，得迷糊一阵，刺期门；一旦上到第三四节课，人就要倒下去，要睡了，刺期门。

因为人一嗔，脉就弦紧，期门能让人松下来。

　　　　　　　念刚万邪起，心柔百病息。

期门可以调柔经脉，是息百病的一个穴。

它又是气门，所以就可以调气。

小贴士

期门

【**定位**】在胸部，乳头直下，第6肋间隙，前正中线旁开4寸。

【**功能**】健脾疏肝，理气活血。

【**主治**】胸胁满痛，黄疸，呕吐，呃逆，腹胀，胁下积聚等。

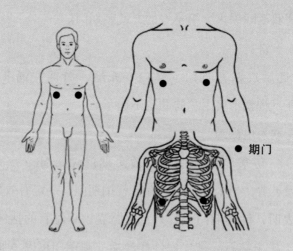

大敦

见第5讲小贴士。

第10讲

劳宫、大陵

劳宫大陵，可疗心闷疮痍啊！

劳宫在哪里？在掌中，可以掌控，所以这是一个掌握穴。

劳宫大陵，可治心闷疮痍。

劳宫，属心包经；大陵呢，也属心包经。

大陵是什么穴？是原穴，也是输穴，阴经以输为原，以原为输。所以它是原动力。

劳宫是什么穴？荥穴。手掌周围的荥穴居多，荥主身热。荥下面有个水字，水可以清热，热退了，人就欣欣向荣，所以这个荥穴很重要。

那么心闷呢？心闷会烦，心主热嘛。心闷可以清心经，心经、心包经都是中路这条经络，无论何病，只要走中路这条经络，推拿就可以缓解。因为以心对心，所以推拿中路的任脉，就好舒畅，推大陵到劳宫，就可以缓解心闷疮痍，就通任脉。

手握成拳时，手背中间的是三焦经，手心的中间是心包经。

一握拳，合谷就是吃饭的地方，叫虎口。这手四指往哪里扣呢？往劳宫，劳宫就是一个窝。劳宫的东西一下子吞到哪里去了？吞到大陵，从大陵下去，下到内关。

也就是说，以手来对应人体的话，劳宫这里就是口部，手不断地抓，相当于牙齿在咬，然后在劳宫这个穴位吞咽，大陵就代表食道和胃，下去以后到内关，内关就是胃、心、胸。

这种全息对应，让你一目了然，原来大陵劳宫主任脉，有助于食物下降，有助于畅达情志，有助于心胸愉悦。没事的时候拍拍掌，再搓搓大陵、劳宫，把它们搓热了，平时那些郁闷就会被刷掉。

有个口臭的患者，常年好不了，嚼口香糖都不管用。

怎么办？拍掌，拍劳宫。古籍记载，劳宫主口臭。当时我很费解，劳宫怎么能主口臭，它不是心包经的吗？

后来想通了，我们把手拢成一个圆弧形，掬水而饮的姿势，把水一掬起来，最低位在哪里？劳宫。在洗手盆里头呢，最低位是哪里？就是那个活塞，洗手盆的那个下水洞。所以你平时把劳宫穴搓好了，臭浊是会下去的。

弄通了劳宫，再通大陵。大陵是什么？

它是排泄系统，还通肛周，大小鱼际好比是两片屁股，大陵位于中间，相当于肛门。可以把它看成是一条山谷的谷口，谷口一堵了，这个山谷里水就泛滥了。

这个大陵穴，就通肛门。肛周的，痔疮、疮痍、疮痈等，就是六腑不通，大陵能够通六腑，给六腑降浊。

劳宫可以让上半身浊阴下陷，就是从劳宫这里下去。

大陵在腕横纹中间掌内，这个地方通下腹部，下腹部排浊的，如果经常蹭这个手，做俯卧撑的，用这个掌去蹭身体的，蹭久了，痔疮就会减轻。

有人说我做不了几下俯卧撑。不要紧，你就只撑大陵穴那里。但是不要用掌撑，要用掌根撑。用掌根把整个身体撑起来，每天撑半个小时，十几天后，痔疮就会好起来了。重一点的再用点药物。

劳宫大陵，可治心闷疮痍，头面长痤，屁股长疮。

严格来说，大陵通会阴，劳宫通承浆。

劳宫是可以盛水的，在嘴唇下方凹陷处就是承浆，也是一个窝。

劳宫通承浆，水就下去了。

大陵通会阴，大、小便浊阴也下去了。

所以同时弄通这两个穴位，好处很多。

劳宫大陵，主肚腹这条线，这条线还有助于怀子。如果劳宫有青筋，就是大陵有青筋，就是女子宫寒，或男子前列腺有问题，老人就便秘，因为寒凝便秘，吃三黄片也没有用。

我就碰到一位，吃了三黄片大便就通，大便虽然通了，但脚会凉。不吃三黄片就排不出便来，堵着又难受。

于是我教给他一个方法，拍掌，劳宫、大陵一拍，三黄片就不用吃了。

他属于寒凝便秘，我建议他吃点芝麻糊、麻仁粥或者肉苁蓉，可以把掌中的青筋去掉。掌中有青筋，肯定是任脉受寒，肚腹着凉。

上一讲讲了，五冷伤身。

冷言冷语、冷漠、冷水、冷饮、冷风，这些冷呢，会让人的身体不堪忍受。劳宫大陵，可以治疗心胸烦闷及疮疡之症！

小贴士

劳宫

【定位】在手掌心，第 2、第 3 掌骨之间偏于第 3 掌骨，握拳屈指时中指尖处。

【功能】醒神开窍，清热泻火。

【主治】昏迷，晕厥，中暑，呕吐，心痛，癫狂，痫症，口舌生疮，口臭，鹅掌风等。

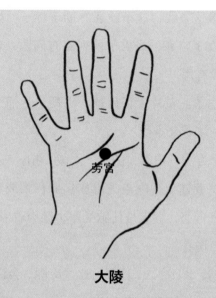

劳宫

大陵

【定位】在腕掌横纹的中点处，掌长肌腱与桡侧腕屈肌腱之间。

【功能】宁心安神，和营通络，宽胸和胃。

【主治】心痛，惊悸，胃痛，呕逆，吐血，胸胁痛，癫狂，痫症，腕关节痛等。

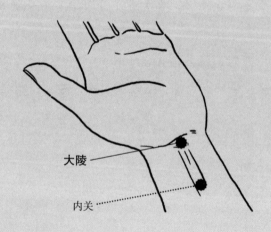

大陵

内关

足三里、后溪

心悸虚烦刺三里。

三里是什么？有人讲是足三里，其实它也可能是手三里。今天主要讲足三里的应用。

三里的功效是非常广的，心悸就是心缺血，虚烦指亏虚烦躁。就是说，这种心悸，它既有虚，又有实际的烦，也有血液的不足，那么要找一个穴位，既能够补虚，也要可以泻实的。

什么生这个心火呢？木。那什么可以生木？水能生木，肾水生木。什么生水呢？金能生水。那什么又生金呢？土生金。万物皆生于土。

足三里是土经土穴，人亏虚了，不论是虚烦，虚热，还是虚火，只要是虚，就弄三里这补虚第一要穴。

有的人会问，膏肓也是补虚的穴位，两者有什么不同呢？

膏肓确实也可以补虚劳，但膏肓补得更深。就是说如果虚很久的，就用膏肓，短暂的一般的虚，就找三里。

心与小肠相表里，这肠胃一堵呢，心脏就慌了，通过足三里疏泄。欲调饱满之气逆，三里可胜。

还有气逆。气逆抢心，气在胃里头，逆冲到心上，心就不规则地慌跳，赶紧三里一针下去，就舒缓了。

我以前在任之堂的时候，接诊一位老阿婆，她吃了一根香蕉以后觉得心有点堵。香蕉是大寒之物，年轻人火力壮，不怕。老年人呢，七老八十了，又素体阳虚的，再吃一两根香蕉下去，马上会心慌，呼吸急促。阿婆自己挂着拐杖来到任之堂求医，创涛帮她拍足三里，拍完后，她觉得胃里头的东西好像下去了，心也不慌了。她随后回到家里，把所有零食打包都拿了过来，送给我们。

我当时就记住了，拍足三里可以缓解心脏问题。心胃相连，心肠相表里，正常火气是要下到土里去的。如果这土一堵，火下不去了，容易心急、心慌，越急越要拍足三里。如果平时着急上火，不要紧，搓足三里，它是土经土穴，土主缓，就会缓急。

最近新河村的小女孩口舌生疮，考试嘛，孩子着急上火，烂嘴角，疼得张不开嘴，都没法吃饭、喝水。

于是我帮她点按、揉搓足三里，左右两边分别点按，孩子睡一觉醒来不痛了，因为心火下到脚去了。

心火有好几条途径，如果它跑到舌头，舌头就焦枯，就上火；如果跑到大脑，容易脑溢血。

这个足三里，它既是缓急要穴，也是伏火要穴。

之前跟余老师学习时，我还看到一个眼目红肿的，治了许久未愈，余老师给他开了封髓丹，有砂仁、黄柏、炙甘草，而且炙甘草用量竟然是30克，很少看到余老师用炙甘草用到30克。

用药如此奇特，我很好奇，就去随访了一下，一剂下去，眼目红肿就退下来了。

以前吃那么多消炎药都治不了，封髓丹居然管用！

我仔细想了一下，黄柏治标，泻火从顶至踵。砂仁又叫缩砂仁，能使元气缩到肚腹，肚脐，关元那里，就关住它。炙甘草，相当于足三里，重用炙甘草就是重用足三里，伏火。眼睛红肿发热，脚是冰凉的，一重用炙甘草，所有的土气一过来，好比将这个红薯窑一盖上，那热力不散，里面的红薯就热了，里面暖洋洋，表面很清凉。眼目红肿自然消退。但凡健康的人，一定是头面非常清凉清爽的，心胸、肚腹、手脚常暖洋洋的。

暖其根，归根曰静。

阳气，元气，要归到根上去。

足三里治疗心悸，既虚又烦，又上火的，就用足三里，因为土能伏火。

足三里治心脏病相当于什么方？炙甘草汤。

心动悸，脉结代，炙甘草汤主之。

心动悸，心里像揣一只兔子一样，扑通扑通乱跳得让人很不舒服。脉结代，亏虚以后，血脉像河流，要断流一样，时断时续，流得不顺畅，容易缺血，这两种情况就用炙甘草汤。

我有三招，三管齐下，可以治疗心脏方面的问题。

第一招，炙甘草汤。心动悸，脉结代，如果切到这种脉，脉证对应，炙甘草汤可用。

第二招，益心丸。因为益心丸很小，容易消化，舌下含服就可以。针对老年人，不爱吃药的，给他用点益心丸，放在舌下含服，心气就平和了。益心丸对于心乱的效果非常好。

第三招，拍足三里。感觉最近心烦，诸事不顺心，那就拍足三里。

炙甘草汤，治其本；益心丸，治其标；拍足三里，治其根。

三管齐下，当天心慌就能缓解。

时疫痎疟寻后溪。

疟疾发作，用后溪穴，有显著的疗效。

时疫是什么？就是说流行，当下，现在，正在进行的。

疫，在古代指什么？瘟疫。疫情，像现在讲的，禽流感，流感，轻的就是流行性感冒，重一点的瘟疫，要死人的，都叫疫，小疫跟大疫。

时疫，看到时疫你想到什么？肯定会想到可怕的新冠疫情，老师想到里面的道理，想到《心相篇》，里面提到：

瘟亡不由运数，骂地咒天。

时疫痎疟寻后溪，后溪助消化，后溪通督脉，督脉乃阳中之阳，可以制阳气。

因为邪气一般神出鬼没，不敢从正面攻击，从后面偷袭，所以用后溪这个穴，增强你后面的防御能力。

拍打后溪，后背的防御力就会加强，像加了一层护甲一样。后溪可以通整条督脉，强直性脊柱炎、颈椎病和颈肩综合征都离不开后溪穴。

冷风吹到颈椎，用大椎配后溪，那是绝妙的。

这痨疟，如肺结核、疟疾，都是很凶险的病。

病来如山倒，那怎么办呢？

后溪能够提高督脉能力，督为阳脉之海，如号令三军，可以调动周身能量。

后溪还可以通什么？小便。

你见有的长辈为了让小孩子撒尿，发出什么声音？"嘘……"而你平时就练嘘音，一旦练了，那些盆腔积液、尿潴留的现象就会减少。

足三里

见第1讲小贴士。

后溪

【定位】微握拳，第5指掌关节后尺侧的远侧掌横纹头赤白肉际。

【功能】清心安神，通经活络。

【主治】头项强痛，腰背痛，手指及肘臂挛痛等痛证；耳聋，目赤；癫狂痫；疟疾。

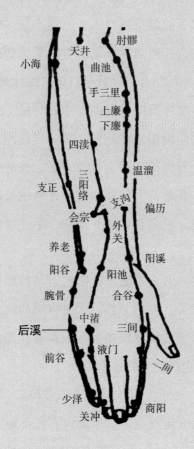

第12讲 绝骨、足三里、阴交

绝骨三里阴交，脚气宜此。

绝骨，属于胆经，又叫悬钟。

绝骨是髓会穴，补骨最绝，补骨髓、壮骨髓油最绝。究竟有多绝呢？

神仙留下健身方，站桩下蹲最为良。

这个站桩下蹲是神仙留下的健身强身方，不容小瞧，叫仙遗留。我们学子们每天晚上都会进行"功夫四道名菜"的品尝，从练拳法到军队特训，到拍掌，再到站桩听课，训跟练相结合，训就是口训，练就是身练。

为什么这站桩下蹲强身健体最绝？我上大学的时候，跟校运会的短跑能手住在一个宿舍，他是我们年级里最能跑的，风一样的跑者，他睡在上铺，他上床的时候，我不经意间看到他的腿，我惊呆了。他的绝骨、三阴交跟足三里这些地方，肌丝粗隆，非常有力。我知道，这是他长期跑步、跑山练出来的。所以他上自己的上铺，只需要稍微一助跑，手一撑就蹿上去了，根本不用踩这个阶梯的，身轻啊。

最近几年我一直在琢磨，怎么才能练就出色运动员那样强健的下肢呢？一个出色的跑者，一要不怕苦，不怕劳累，二要有明师的指点，三要长期不间断地苦练，尤其是要敢于突破境界跟难关，像爬坡、跑山、赤脚跑、负重跑等，这些难关突破了，出色的跑者就造就了。

而且有一招可以把绝骨、三里、阴交这三个穴位练好，练强。

因为，有一次，我已经练到双盘了，却发现有几个地方的穴力不够，如果穴力够，那个地方按下去是有股劲顶回来的，我于是又坚持练了一段时间，最近再摸，发现这个脚上穴力有了。

后来我一回想，怎么练出来的呢？原来是每天两小时以上的蹲功。

蹲功一练，肌肉就膨隆，膨隆了储能就大，穴位储能大了，就会比常人有耐力。所以，想要练好脚力，就用这个神仙留下的健身方，站桩下蹲效果最好。

绝骨、三里、阴交，这三个穴位可以治疗脚气。它们一个能够壮骨，一个壮筋，一个能够壮脉。三阴交，三条经络交会，血气非常丰富。所以不光一般的脚气浮肿可以治，一切腿脚病，都可以开此二穴。这三个穴是强腰健足最重要的三个穴，这方面我深有体会。我如果想穿越三十到五十公里的大山，每走十公里就要双盘一次，恢复一下体力，双盘的时候，正好绝骨、三里、阴交压在一起，三里压在下面，绝骨跟这个阴交又相压。

双盘一上，绝骨、三里、阴交发力，就可以补骨髓油、壮肉和通脉，肝、脾、肾同调，胆、胃、膀胱并理，盘腿是一种储能蓄能的姿势。

绝骨穴，又叫悬钟穴，出自《千金方》，髓会绝骨，乃八会穴之一，可以平息肝风，可以壮骨补髓，因为骨髓油补够后水就足，水足后风就不动。

上次有一个大叔过来说，他妈妈中风了，问我有没有办法能治好。只要能治好，花多少钱不是问题。他说他舍得为母亲花钱，已经买了五盒安宫牛黄丸回来给他妈吃。

我问他，听谁说的安宫牛黄丸可以治中风？

他说，都说这是最好最贵的药，可以治中风。

我跟他讲，你现在三四十岁，如果出现肝阳上亢，痰浊蒙蔽心胸，脉象摸下去很有力，用这个肯定没错。但你摸摸你老妈的这个脉象，有没有力量？

他说，脉很微弱，几乎摸不到。

我说，虚性中风，经不起再开窍，应该用地黄饮子，用生脉饮，用黄芪口服液，去补充体力，补充骨髓油。地黄饮子嘛，补充骨髓油治中风，治虚性中风。

于是，老妈妈服用了黄芪口服液和地黄饮子，其实就是补阳还五汤的思路，壮补元气。过了几天，她可以坐起来了，又过了一段时间能走了，还能自理了。

安宫牛黄丸，亏虚的人吃下去会更虚。切勿犯虚虚实实之戒，不要让实堵的人更堵，不要让亏虚的人更虚，叫虚虚实实之戒。

很累的时候，可以试试吃点牛黄清心丸，一吃下去，心火一灭，一败下去，手就凉了。

言归正转。对于下半身活动困难的，中风后遗症，悬钟穴真的很好用，增强骨髓油的。

有个在办公室工作的小姑娘，她说："曾老师，我的手腕咔咔响。"

我说："你是过度用电脑和手机了，键盘敲多了，眼睛也用多了。"

伤了肝血后，骨髓油就会化生肝血来补助它，而骨髓一缺油，就会咔咔的响了。

"十点关机睡觉，你做得到吗？"

"做得到。"

我教她按绝骨（悬钟），阳陵泉。阳陵泉润膝盖，绝骨（悬钟）增加骨髓油。然后再搓腕骨，腕骨可以疗什么？手腕之难移，手腕痹痛。腕部咔咔作响，难以动摇的就搓腕骨。

就这几招，一个星期以后，她的手不怎么咔咔响了，精神也恢复了。

还有人问，家里孩子，晚上咬牙咬得咯吱咯吱响怎么治？

那简单啊，找点熟地黄、白芍，再找点乌梅、白芷，或者甘草，这三五样熬浓浓的水给他喝，如果觉得酸，加一点糖，吃下去，当天晚上就不会再咬牙，也就不会咯吱咯吱响了。

为什么会咬牙？是着急。着急就应该缓急，所以用甘草、芍药、乌梅。

熟地呢，熟地是养骨髓油的，就相当于悬钟，是壮水第一药。

中医认为骨髓就是水，肾水，乃生命生发之源。咬牙是紧张，是水亏木燥之象，就是嗔恚，嗔恚之火一起，就要用智慧之水去浇它，就是绝骨。

有骨擦音，要用悬钟绝骨，是可以壮骨髓油的。这牙齿摩擦咯吱响，可以看作骨擦音，手腕咔咔响也是骨擦音，悬钟、绝骨皆可治。如果是坐骨神经痛，就取悬钟、环跳，再加风市。神经痛，一般是像疾风一样、像闪电一样突然发作，而且神经压迫后，会跳动，所以环跳、风市少不了。

神经跟骨头之间相碰了，那就取悬钟。椎间盘突出，长骨刺，就是神经跟骨头相互碰撞，"撞车"了，用悬钟。

为什么叫悬钟，不叫大钟、金钟呢？

这悬字是什么？上、下不挨着，悬空，说明有一股气，仕上托着这个穴位，这个穴位如果淌水了，或者受凉了，就容易生病。江浙一带，喜欢搓脚踝，其实就是搓悬钟。

余老师是这么解释的，人的小腿有裤子保护着，然谷、太冲、行间、涌泉这些穴位在脚上，有袜子保护着，唯独脚踝悬钟，三阴交这地方，太溪、昆仑周围，位于裤子跟鞋子中间露出的一条缝隙处，这里就是伤寒钻进之所。

我碰到一个开摩托车的，他很聪明，为了防止受风，每次必戴头盔，戴手套，上半身全副武装。可是骑久了，肩周还是好痛。

他很费解，明明已经捂得很严实了，为什么还会肩痛？我说，你一定没有保护踝部。

他不太相信我的解释，肩膀痛与脚脖子有什么关系？

这就是下面悬钟受冻了，上面肩关节也会受累，因为肩关节的力要从悬钟起，力从地起嘛。我教他，以后再骑摩托要把脚腕也包得严严实实的。他照做以后，肩痛逐渐消失。

为什么？防风啊，古人避风如避矢。

所以有些肩周炎，怎么治都没什么好转的，按悬钟那里，那里一旦暖了，肩周炎就好了。

古人常说，饭后百步走，睡前一盆汤，百种疑难病，一起跑光光。

悬钟，能够升清阳，所以顽固鼻炎的可以取悬钟，脑萎缩的可以取悬钟，视力差、看东西老看不远的可以取悬钟。

我一直强调站蹒趾桩。练一段时间蹒趾桩以后，你会感觉，看到坎就想跳，看到这栏杆就想跳过去。这就对了，因为你悬钟通了，悬钟气足，一蹬就过去了。

想要那种跨步飞越的感觉，悬钟穴必须要拍通。我每天晚上金鸡独立练悬钟，越撑到后面，悬钟力就越大。练几个月金鸡独立过后，一摸悬钟穴，本来一条肌丝，现在变成两条了。只有自己亲自练功，讲穴位才能够灵动。

小贴士

绝骨

见第 1 讲小贴士。

足三里

见第 1 讲小贴士。

阴交

【定位】在下腹部，前正中线上，脐中下 1 寸。

【功能】调经固带、利水消肿。

【主治】脐周疼痛，泄泻，月经不调，痛经，带下，产后血晕，疝气，水肿，肠梗阻，功能性子宫出血，子宫脱垂等。

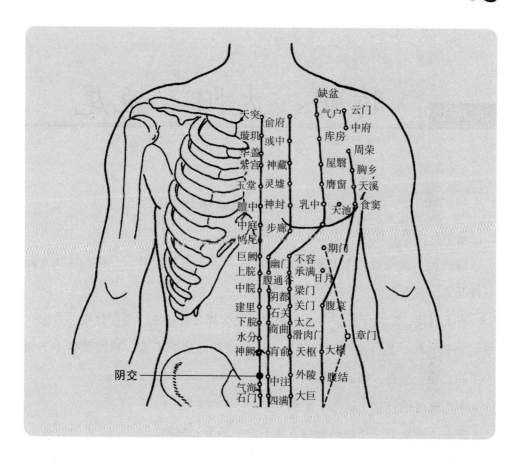

第13讲 睛明、太阳、鱼尾

睛明太阳鱼尾，目症凭兹。

睛明、太阳、鱼尾三个穴，可以治疗眼病。

睛明属于膀胱经，此穴还是腰痛的一个治疗点，睛明下一针，气从上面一冲开来，腰痛就好了。

有人打架，眼珠子被打肿了，用鸡蛋怎么揉也揉不去，委中这里一放血，眼睛立马轻松，为什么？睛明这里，顺着膀胱经络到下面，到血郄委中下面去了。委中一放血，眼睛就轻松了。

中医通过拍打这个腿弯子来明目。

现在应该知道，让眼睛放晴有两个穴，委中和睛明。

太阳穴，这个经外奇穴，是非常神奇的穴，你要知道啊，离照当空，阴霾自散。

想要治好眼睛，太阳穴也少不了。

不要误认为单一悬钟穴就能治好眼睛，它只能给眼睛点点油，如果阳气没上来，光有滋阴油，不制阳光也不行。

所以这太阳穴要常搓常抠，我以前治过上车村的一个珍姨，她的眼睛就像被雾蒙住一样，如雾露蒙睛。《天星十二穴》怎么讲？

眼目似云朦，这眼目好像一片云遮在那里。

我说："我拿一瓶驱风油，就能搞定你眼睛。"

"这么神？"

于是我拿出一瓶驱风油，擦在她太阳穴，然后再用手去揉，我先给她示范了三分钟，然后让她照着这力道和手法自己来。

按摩三要诀——温柔，持久，渗透。

师父教三成，自己要去练七成，教三练七才是王道，剩下的就靠自己了。

然后她就一下午在那里揉，第二天，第三天，第四天再见到我，她的眼睛现在全部亮了，三天而已。因为老人家没事嘛，一天能坚持做两个小时。

有的时候不是穴位没效，而是火候未到，火候一到，效果自到。

鱼尾是什么穴？与丝竹空一样，都是腧穴。

丝竹空可以治疗什么？可以让眼部疲劳消解。

睛明、太阳、鱼尾，这三个地方，无论对哪种眼症，青光眼，白内障，飞蚊症，近视眼，远视眼，等等，还有一到晚上眼睛就看不清的夜盲症，都有效。

观其雀目肝气，睛明行间而细推。

细推是细细地不断地推。

庵背村就有一个雀盲的人来求医。

我让他吃过晚饭就到江边去走走，锻炼身体。

他不敢，怕一出去就回不来了。

为什么会怕回不来呢？出去以后，随着太阳一下山，视力就不行了。就像我们说的黄昏鸡一样，一到黄昏，鸡赶紧回笼子里，要不然就看不到了。

我给他示范如何用手去搓睛明和行间，去疏泄眼热，他自己坚持每天搓，半个月以后，晚上试着出来走走，可以回去了，本来晚上七点左右眼就看不清了，现在可以坚持到九点多。

这个睛明穴，又叫泪孔穴。

有些人迎风流泪，可以临泣跟睛明两个一起用。

睛明这里，下一针，治疗三叉神经痛的效果也很好。一般这眼睛的穴位，下针进去以后就不要再提插捻转，动来动去了。眼睛要格外小心，要留针。

睛明加风池，可以治风热眼疾、风热眼症，像结膜炎、眼目红肿等。

睛明可以使你眼睛变得明亮；风池，能把风吹出池外。眼睛就像一个池，池水本来很清澈的，风一来，就变浑浊了，用风池把风吹走，可以养眼。

《铜人经》上记载，治攀睛，就是湿气爬上眼睛的，像白内障，用金针拔障术，将眼睛里的障碍拔走，睛明这个穴，就有这个效果。

睛明还可以治疗视神经萎缩、近视、远视、面神经麻痹。想要缓解眼疲劳，多按摩睛明穴，做做眼保健操。

睛明穴做完以后，一定要拍膀胱经。眼保健操的收功动作，是做完以后站起来，从头一直拍到这个脚，拍到后背，水湿就会从眼睛往下去，从膀胱释放掉。

睛明放血的效果更好。一放血，泄热，整个膀胱的热就出来了。旧血一放，马上新血就上来补益，所以能有效缓解过度用眼、眼疲劳。司机眼红肿、电焊工眼目布满血丝等，这些眼病都可以用放血疗法。但是睛明放血必须得专业人士操作，不像拍打、推拿，老百姓自己在家就可以完成。还是那句话：眼睛的事情马虎不得。

睛明还可以治疗乳胀，乳肋痛。人体中间的就是脊，两边就是胸胁。睛明在两眼之间，把一个人人脸就看作是一个全息，那中间睛明这里就是胆胃。

常搓这个地方，就是疏肝和胃，相当于服了小柴胡、四逆散、疏肝散。

太阳穴，别名瞳子髎，专主瞳仁，瞳孔的问题，可以治疗目痛。

有一些患者，放化疗以后，为什么会掉眉毛？因为伤到肝了，肝主生发，生发力不够了，眉毛就掉了。其实是新的长不出来。

如果长新势头快过凋落之势，就会很旺盛，所以我们要制木气，制春生之气——睛明、攒竹、丝竹空。你看为什么是竹？竹有一个特点，生发力很强大，屡砍屡长。为什么用攒竹、丝竹空？这些地方生机很旺的，多按眼睛的穴就会疏肝。肝开窍于目，所以我们多去揉眼睛周围，还有要闭目养神。

卧则血归于肝，精藏于肾。

躺下以后，血就收到肝去了。

视必垂帘就保肝，息必归田就养肾，食必淡节就养脾，卧必虚恬就养心，这是五脏并养，很厉害的。

太阳穴，这里是很重要的。它离颅脑很近，这地方一敲就很容易伤到颅脑。太阳穴一被攻击，人就晕过去了。这地方要保护好，不能轻易受击。

小贴士

睛明

【定位】在面部，目内眦角稍上方凹陷处。

【功能】泄热明目、祛风通络。

【主治】目赤肿痛，迎风流泪，胬肉攀睛，内外翳障，雀目，青盲，夜盲，色盲，近视，急、慢性结膜炎，泪囊炎，角膜炎，电光性眼炎，视神经炎等。

太阳

【定位】在耳廓前面，前额两侧，外眼角延长线的上方，两眉梢后凹陷处。有"左为太阳，右为太阴"之说。

【功能】醒脑，明目，止痛，缓解疲劳。

【主治】头痛，偏头痛，眩晕，牙痛，目赤肿痛，三叉神经痛，面神经麻痹，急性结膜炎，麦粒肿等。

鱼尾

【定位】在面部，当眼外眦外方约0.1寸处。

【功能】清肝明目，通络止痛。

【主治】一切目疾；血管性偏头痛，眩晕；面神经痉挛，麻痹；齿龈炎。

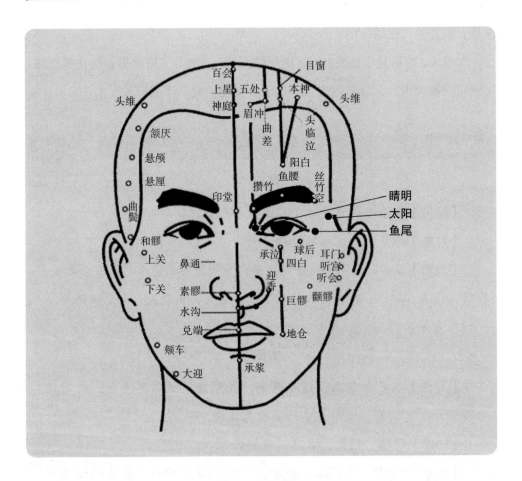

命门、肾俞、太阳、少泽

老者便多，命门兼肾俞而着艾。

着是什么？点着，着火了，这里是指熏艾条，以艾代蒸。

老年人小便非常多，用艾条将命门跟肾俞一烤，夜尿便减少了。

这个经验，我以前在任之堂的时候就学到了。有一个顽固性腰痛的患者，鞋都穿不了，板直腰，痛得他万念俱灰。

余老师拿出五根艾条，再拿一个大夹子夹上去，一排艾条同时熏。单兵作战不行，那就双兵作战，再不行，就五个兵一起上，势大力强。一个小时后，患者弯腰穿鞋就没问题了。当天晚上回去，没有夜尿，一觉到天亮，第二天他提礼物前来感谢。

我们经实践总结出，这种连排艾灸对于寒湿腰痛，夜尿频多，阳虚水饮，水停脚肿有特效。

天寒地冻的时候，腰痛得动弹不得，早上起来僵硬，要捶好久才可以下床，可以艾灸命门、肾俞。

命门，是人体火力穴，生命之门；肾俞，腧穴都是补虚的，相当于肾的灯盏。这两个地方烤热了，浑身都暖洋洋的。

把人的先天肚脐和后背的命门艾灸暖后，通身上下也暖暖的，脸色红润，思维灵活，四肢勤健。

老者便多。便指什么？大小二便。有人说，我不是夜尿多，我是每天拉个三五次，大便不成形，稀溏。

早上一起来，第一件事情上厕所，哗啦啦，吃的青菜拉出来还是青菜，完谷不化，水泻，又叫溏泻。

五更泻，凌晨最冷的时候、最凉的时候，拉稀，便溏。

但凡带有一些水分的食材，放到热锅里，炒两下，它就干爽了。人也是一样，肚子里头腐熟不了这些水谷，就是缺一把火，火候不到，水谷不能彻底消化。

命门肾俞排艾灸，三五条艾灸下去，当天大便就能成形，连续烧一个月，溏泻的问题就解决了。

命门穴，哪条经的？督脉。奇经八脉里头的督脉，总督一身之阳，这个穴位一灸，就升阳除湿，它像打铁铺的那个炉，炉火足呢，铁就打得好。

命即生命，门即门户，生命的门户，穴在两肾之间，相当于肾气出入的门户，故名命门。

如果脱肛呢，艾灸命门跟百会。

如果小孩子晚上遗尿，尿床了，用命门配关元，把它一关住，晚上遗尿就减轻了。

如果腿脚水肿，水排不出体外，常见的原因有肝硬化腹水等，用命门、膀胱俞、肾俞，一艾灸，水就排掉了。

新河村肝硬化腹水的老师来找我们看诊，腹水，胀得肚子鼓鼓的。

我特意让金宝去取了几支粗大的艾条，专门治疗这些危急重症的，平时不轻易拿出来用。

这个小碗粗的大艾条往命门、关元一灸，当天他排出多少尿呢？有大半桶，是我们洗澡的桶，大半桶，那圆鼓鼓的肚子，眼瞅着就瘪下去了。

那位老师欣喜若狂，后悔没有早一点来找我治疗。

我笑着跟他解释，中医博大精深，这雕虫小技仅是冰山一角而已，不足为奇。

我又嘱咐他不要洗凉水，不要吃凉果等等，几样要求他都做到了。之前医院的医生说他活不过两三个月的，结果过了大半年都没事。

命门配天枢，治疗五更泻、肾泻，有特效，奇效。

无论是便秘还是溏泻，天枢穴可治。天枢这个地方，是揉腹功必揉的一个穴，是最上等的加强肠胃力量功能的穴位。前面艾灸天枢，后面再艾灸命门，对于长期顽固久泻、非细菌性炎症泄泻，都没问题。有些人拉肚子根本不是吃错东西，也不是细菌性炎症，就是吃白米饭，再谨慎饮食卫生，都要拉肚子，这样的是命门火力不够，要灸命门跟天枢。

命门一艾灸，天枢一旦转动，整个大腹大气一转，其气乃散，所以用这两个穴位效果很好。

那么遗精早泄、滑精呢？用命门、关元和气海。

> 但使气海常温，乃上等养生。

气海怎么保持常温？一个不受凉，一个艾灸。

以前我讲过，命门配气海艾灸，是古代江洋大盗保命之术。一个人总受伤，常艾灸命门跟气海可以增强疗伤愈病的能力。像这壁虎一样，断了尾巴，还可以再长。

命门是生命之门，是再生之穴，如果伤口老好不了，就拍命门；如果伤口好了，但留有疤痕，艾灸命门；如果长了一些斑点，去不了，艾灸命门。命门一发力，就像熊熊烈火，燃烧一切杂质，整个人红扑扑透亮。

> 黄金越烧越红，人是越练越雄。

练哪里？练命门，命门是火力穴。

《针灸甲乙经》上面讲，腰腹痛，命门主之，《针灸大成》上面讲，身反折角弓，命门主之。

任督反转了，像强直性脊柱炎，也是用这个穴位。

现代常用命门治疗前列腺炎、慢性肠炎、痴呆、脑积水、癫痫。

身体有积液，命门配照海，积液可清。

有些人，眼睛看不清，雾蒙睛，冰冻睛，像冷冻的玻璃片一样，命门配照海可以让眼睛明亮如新。

我们通过打赤脚可以通开脚底照海穴，面朝黄土背朝天可以晒开腰背的命门穴。老农们为什么眼神儿好？他们常年在地里光脚干活，让穴位受到刺激，让它通开来；再一晒太阳，补阳。

命门穴还是中风偏瘫者的康复要穴。

偏瘫，半边身体动不了，就是半边身体没有力量，没元气了。补阳莫过命门，滋阴无如至阴。至阴是滋阴要穴，相当于女贞子、旱莲草；命门是补阳的要穴，相当于姜桂附：干姜、桂枝、附子。

人老先老腿，老年人老在膝盖。多按阳陵泉，阳陵泉管膝盖，可以让膝盖自主活动。还要有动力，动力在哪里？在气海跟命门。利用好这三穴，腿脚就能好起来。

命门穴可以对付腿脚不利，中风偏瘫后遗症，举步蹒跚，颤颤巍巍拄拐杖的，可以让他们重新站立起来，改善腿脚。

肾开窍于耳，一般一虚百虚。尿多的人，往往肚子也凉，肚子凉通常听力也不太好，肾虚的人往往腿脚不太利索，这种情况命门肾俞着艾。

命门肾俞着艾，可以治不少病，不单是老者便多可以治，老者耳鸣耳聋老者水肿、小便不利也可以治。记住不仅是便多、夜尿多才用它哦，尿屙不出来也可以，中医多是双向调节的。像天枢，大便不通的，灸它可以通，大便溏泻的，灸它可以止。但凡身体兜不住，关元不固，元气不固，尿频尿急，命门肾俞这里着艾，尿就可以关住。

突然间，尿潴留，水潴留，小便难，盆腔积液，也用肾俞。

我之前碰到一个女孩子有盆腔积液，腹中胀满。

我问她，小肚子是不是凉的？

她说，不光凉，还痛得要命。

我让她用小茴香一次20克，煮水，加半杯酒，一喝就可以好。

为什么呢？小茴香就是一团艾，它一下肚就入关元跟命门了。

小茴香配肉桂，肉桂入后面命门，小茴香入前面的关元、气海。

若有鼻炎，打喷嚏，小肚子冷痛，手脚凉的，小茴香跟肉桂打成粉，盛一调羹拌在粥里喝，可痊愈。

如果没有彻底好，再加半杯酒，酒可以提高药物效力。

对于膝盖骨有积液，皮下脂肪瘤，肉瘤的，灸肾俞也管用。

《针灸大成》讲：

> 肾虚水肿，肾俞主之。

《医宗金鉴》讲：

> 下元诸虚，
>
> 精冷无子，
>
> 妇人绝孕十年无子，
>
> 大灸命门肾俞。

就是说，结婚后十年还生不出孩子的，可能是宫冷宫寒，精冷无子，要大灸命门肾俞。

肾主骨，骨质疏松的，可以灸命门肾俞。

肾藏志，如果一个人胆小，说话声音小，怕黑，灸命门肾俞。

> 一分胆气一分福，百分胆气做总督。

赵子龙一身是胆。

> 勇者气行病愈，怯者着而为病。

怯懦的人，胆小怕事，怯生生的。勇敢的人既有胆气，又有力量。肝胆可以解郁，但是肝胆的力量是出自于命门和肾俞的。

水生木，命门肾俞这里着艾可以治胆小病。怕这怕那，畏手畏脚，笨手笨脚的，畏手畏脚是恐惧害怕，笨手笨脚是能量达不到手脚，都可以命门肾俞着艾。

> 肾开窍于耳。

耳朵有问题，听力有障碍，耳鸣，嗡嗡响，耳聋耳闭，灸命门，命门那里火力足后，管路通开，这些问题就都解决了。

管道瘪塞就会闭，命门肾俞充够气了，它就会通。

肾主髓，脑为髓海。

记忆力减退跟痴呆，都可以用肾俞跟命门。老年痴呆，不能气化，老流口水，流鼻涕，流眼泪，灸命门那里时你就要用"大火"，大艾灸，水气就会上升，头脑就会清醒。

妇人乳肿，少泽与太阳之可推。

妇女乳腺炎，可以用少泽跟太阳穴。

乳腺炎，乳痈，是气凝血聚在那里，治痈疮时大都要通大小肠。

妇人乳肿，乳肿哪里来的？生气，加上饮食肥甘厚腻，就会堵在那里。

妇人乳痈，乳痈就是胃肠里头壅热，用少泽，小肠经的井穴。

另外，长痈疮的人，屁股长疮的，通常无一刻得安。井主心下满，找井穴，找哪条经井穴呢？小肠经也行，胃经也行。

如何选择呢？其实是就近原则，用近水来救近火，不用远水来救近火。

腿脚里头长疮，就找胃经向下的，下行内庭厉兑穴。

如果是上半身胸口的，我们就找手上的井穴，开少泽穴，就可以去乳痈。

那些乳腺增生，痈肿的，乳房肋胀的，一旦用我这种十个手指搬石头法，找一个大石头，用十个手指把它搬起来，就这样搬，十天下来，不知不觉痈就没了。那些疙瘩，要么变软了，要么变松了，为什么呢？摩擦少泽、十宣，可以宽胸解郁，郁去则痈散。

命门

【定位】在第 2、第 3 腰椎棘突间。

【功能】培元固本、强健腰膝。

【主治】虚损腰痛，遗尿，泄泻，遗精，阳痿，早泄，赤白带下，月经不调，胎屡坠，汗不出等。

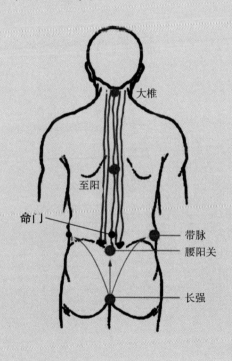

肾俞

【定位】在腰部，第 2 腰椎棘突下，旁开 1.5 寸。

【功能】调补肾气，通利腰脊。

【主治】遗精，阳痿，遗尿，溺血，泄泻，头昏，目眩，耳鸣，耳聋，虚喘，月经不调，赤白带下，痛经，水肿，腰痛，肾炎，肾盂肾炎，支气管哮喘，坐骨神经痛，神经衰弱等。

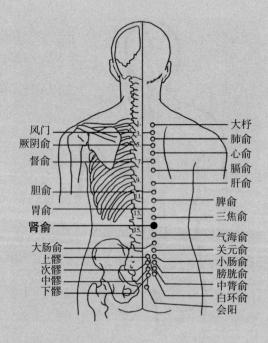

风门		大杼
厥阴俞		肺俞
		心俞
督俞		膈俞
		肝俞
胆俞		
		脾俞
胃俞		三焦俞
肾俞		
		气海俞
大肠俞		关元俞
上髎		小肠俞
次髎		膀胱俞
中髎		中膂俞
下髎		白环俞
		会阳

太阳

见第 13 讲小贴士。

少泽

【定位】在手小指末节尺侧，距指甲角 0.1 寸。

【功能】开窍泄热，利咽通乳。

【主治】乳痈、乳汁少等乳疾；昏迷、热病等急症、热证；头痛、目翳、咽喉肿痛等头面五官病证。

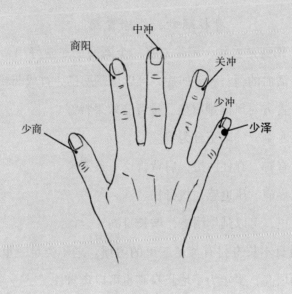

身柱、至阳

第15讲

身柱蠲嗽，能除膂痛。

蠲是什么？蠲就是去除，蠲除。有一个蠲痹汤非常好用，它是由一派风药组成的，加些活血的药。风湿痹症，可以用蠲痹汤，打成药粉，做成蜜丸，叫蠲痹丸，这个古方对风湿颈肩痛、腰背痛效果特好。

痹，就是风寒湿三气杂至合为痹。

膂是什么？脊膂，脊柱两边，肩背膂这一条下来。

这些地方有疼痛、压迫感，找身柱。

身柱配足三里，可以延年耐老，增长身高。

大家都知道日本长寿村有灸足三里的习惯。老年灸足三里为防病耐老，少年灸足三里为增高，少年为了增长身高也可以灸身柱。

中医的灸法，在世界各地都能显现出它的神奇。

身柱蠲嗽，能除膂痛，就是身柱可治疗偶染风寒咳嗽的，能够治疗一些背膂脊背的疼痛。身柱是强督壮背的要穴，抗寒增强免疫的起点，防衰增高之要处，是非常重要的地方。

人老了，脖子斜了，腰弯了，背驼了，这些叫倒身柱，或者斜身柱。这些情况可双灸身柱，把弯的、斜的灸直了，常灸，灸出黑色烟熏，那么老寒咳就可以去掉，老容易受寒的感冒也可以消掉。

如果你的手往后拍打不到身柱，说明身体里已经有风湿了，有肩周炎痹痛的趋势。正常应该一掌打到身柱，左右手都能打到身柱，两边手是可以拉在一起的，如果拉不到的，回家要多练习。

不练肩关节就容易板结，板结以后，活动度会越来越小。如果现在这种情况了，不要紧，身柱这地方灸下去，整个肩周都会松开来。

有人问我，曾老师，老人老咳嗽怎么办？

我说，什么时候咳得厉害？晚上还是白天？

晚上。

好，灸身柱。

或者身柱这里贴一片风湿膏，或者贴一片姜片，整个肺活量打开，咳嗽就没了。

身柱相当于桂枝汤加颈三药，这个组合治疗范围很广。

凡走路不能昂首阔步，就要找身柱。身柱，如同柱子一样，顶天立地，可以促进人体敦厚平实，壮敦的。

多做俯卧撑，你会发现，身柱周围，慢慢会凝结一团肉气，后背抗摔打能力就很强，其实就是潜能跟能力聚在那里，但这个必须练很久。

普通的咳嗽，感冒咳嗽过敏，就桂枝汤颈三药再加玉屏风散，身柱就相当于这组合，经方、名方跟三药组合。

灸身柱，还可以抗脑部的虚弱衰，治背脊梁骨痛等。

身柱，身即身体，柱即支柱，位于第三胸椎，上连头顶，下通腰背，如一身之柱，故名身柱。

身柱前面是心肺，它可以宣肺泄热，对肺热咳嗽有效；可以强心止痛，因为诸痛痒疮，皆属于心。它还能除臂膊疼痛，手臂、肩胛骨、后背这些部位疼痛，它都可以医，机理是强大心肺，强肺过后咳嗽就少，强心以后上肢痛就减轻了。

心肺有病，鼻为之不利。

有些患者说，用玉屏风散、苍耳子散治过敏性鼻炎没多大效果。

我说，加桂枝汤，一加进去，效果就出来了。

为什么呢？许多人都知道，肺开窍于鼻，但《黄帝内经》还讲了，心肺同居上焦，上焦又开窍于鼻，所以肺心有病，鼻为之不利。

你看老年人越老，心阳越不足，喷嚏打得越多，鼻子流水越厉害。桂枝汤、玉屏风散联用，再加苍耳子散，这叫肺心同治。再用身柱配迎香，效果就非常好。

身柱配迎香，是开鼻窍的；身柱配睛明，就是明目的；身柱配承浆，是开胃的；身柱配大椎，就是灵活颈椎的。

身柱是一条脊柱脊髓透上去，连到大脑，故大脑有病，精神疾患，如癫痫、癫狂，可以用身柱配陶道艾灸。

重阴必癫，重阳必狂。

狂的人要让他至阴放血，让他阳入于阴；癫的人要至阳和身柱艾灸，要陶道艾灸，让气血灌到大脑里去，支持大脑，人就不会失控。

身柱如果配神门、行间，是治癫狂癫痫的；如果配这关元、气海，可以治疗佝偻病。佝偻病是由于先天元气不够，所以背才驼，气不够，而且气越不够，背越驼。不要紧，足三里加身柱艾灸，可以让你由垂头丧气之态变为昂首阔步模式。

至阳却疸，善治神疲。

至阳穴，可以治疗黄疸病。

患黄疸的病人，身黄，尿黄，甚至眼珠子都黄了，这时取至阳穴就能治疗。

至阳可以清热退黄，振奋精神，还能够治疗神疲乏力。

中医认为，阳气所到之处，断无生病之理。

至阳有制阳光之义，可以消除一切阴翳。

像黄疸、黄浊、黄暗之色，是浊阴不降，通过升阳来除湿。因为黄家所得，从湿得之。治黄不治湿，非其治也。

就是说想要治黄疸，不把湿这个大根源拔掉，很难治好。为什么黄疸要用金钱草、玉米须、茵陈？玉米须利水通淋，茵陈、金钱草主黄疸而利水，这些熬成汤水一吃，水湿利掉，身上的颜色就正常了。

升一分阳，就除一分湿，至阳也可以起到除湿的功效。

所以至阳是提高阳气的地方，阳气提高了，湿邪就会自动利下，会排到膀胱。

至阳穴在督脉上，位于背部正中线第七胸椎棘下凹陷中。

至是到达的意思，就是说经脉由膈下阳中之阴，慢慢循着气血到膈上阳中之阳，叫作至阳。

至阳它可以制阳光，消阴翳，所以一切黑暗的病至阳皆可治。植物人、痴呆、抑郁症一定要艾灸至阳，要重灸。

至阳穴，能却疸，疸通胆，所以它可以治疗胆怯病。

至阳善治神疲。人胆怯了，害怕了，肯定是神情疲劳了，没有哪个胆怯、胆小的人还精气神饱满的。

《针灸甲乙经》上讲，至阳穴可以治疗懒惰。人阴气重的时候，就懒了，寒热懈懒，懈是懈怠，懒是懒惰。至阳就是戒懒穴。

它还是除湿穴。湿性重浊，四肢重痛，尤其南方地区的梅雨季节，常见浑身酸重，在至阳那里烧根艾条下去，保证一周之内精神百倍，走路有劲，虎虎生风。

《针灸大成》讲，胃中寒，至阳艾灸。

有的人不能吃凉的，一吃凉果，胃就痛。

至阳，烧根艾条下去，胃就不痛了，也不怕凉了。

《扁鹊神应针灸玉龙经》中记载，至阳亦医黄疸病，先泻后补妙通神。

先泻什么？先排浊阴。后补什么？后升清阳。所以有些穴位，我们先刺络，将那些黄水拔掉，然后再艾灸，让阳气升起来。

《医宗金鉴》也提到，至阳专灸黄疸病，兼灸痞满喘促声，命门老虚腰痛症，更治脱肛痔肠风。

痔漏、肠风、下血、脱肛、老腰病，灸至阳都有效果，所以它是一个重要灸点。

另外，还有胃痉挛、胆绞痛、胆囊炎、膈肌痉挛、肋神经痛，至阳一灸就松了。

至阳穴在第七椎，七是很重要的数字，七与奇谐音，至阳是一个很神奇的穴位。所以这上下的寒热病，可以通至阳，让它调和。

至阳两边是什么穴？膈俞。膈俞是血会，是饱满血的，胸膈就是连通上面胸天跟下面腹地的，所以这个地方是可以治疟疾的，疟入血分，如见鬼状。

阴中求阳，两团膈俞的鲜血，中间有一团阳气，那就是金匮肾气丸。

所以在膈俞那里推拿按摩，至阳那里艾灸，就相当于金匮肾气丸，补两分血，再壮一分阳。这条线很重要。贫血的人，经常头晕目眩，制不了阳了，至阳穴再加膈俞穴，补血补阳。

总而言之，至阳是至光至亮之太阳，能照亮心胸，化热除湿，善治心情郁闷，情志疾病。

小贴士

身柱

【定位】在背部，后正中线上，第3胸椎棘突下凹陷中。

【功能】宣肺清热，宁神镇咳。

【主治】身热，咳嗽，气喘，惊厥，癫痫，脊背强痛，疔疮，百日咳，支气管炎，肺炎，肺结核，瘿病等。

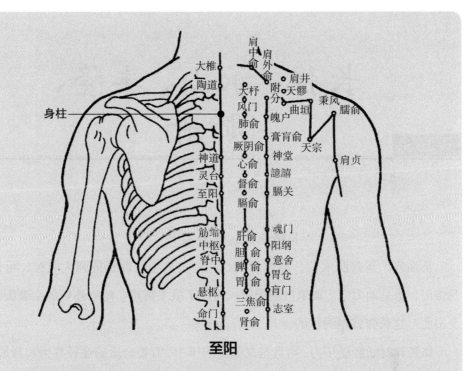

至阳

【定位】在背部，第7胸椎棘突下凹陷处，两侧扁胛下角连线中点。

【功能】利胆退黄，宽胸利膈。

【主治】咳嗽，气喘，黄疸，胸胁胀闷，脊背强痛，肝炎，胆囊炎，疟疾等。

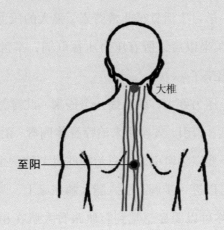

长强、承山、丰隆、肺俞

长强承山，灸痔最妙。

长强穴，属督脉穴位，靠近肛门，它是负责生长旺盛的强大穴位，可以升督阳，也是动力穴。如果肛肠周围压力大了就发痔疮，痔疮还可能会破裂，会出血，这长强就是泻压的。

如果长时间经受压力，而且是高强度的压力，需要合适的途径宣泄和释放。长强这里可以释放。道家说这里是尾闾关，这个地方通了，站桩扎马，稳如磐石；不通，摇摇晃晃站不久。

长强这里，同时有两个特点：

第一，它可以扶正，让人长久坚强强盛。

第二，它可以泻邪，让人释放压力。

人日子过得很勉强，学习生活觉得非常劳累，强大的压力让你喘不过气，痔疮就是这样产生的。久坐以后，所有压力压在肛周，辛辣刺激加久坐再加熬夜玩手机，这痔疮就出来了。

所有湿毒聚在那里，压力好大，就会爆一个疮来，此时怎么办？开长强。我有一招治疗痔疮的绝活。牵引，人家用来治疗身体侧弯、歪斜、长骨刺之疾，我用它来治内科杂病。不要以为牵引之术只治那些骨节的侧歪、骨垢的形成，以及骨节的压迫，它还可以进一步调五脏六腑。躺在床上，两条腿绑上砖头，靠砖头的重力往下拉，你可以明显感觉到腹肌跟臀大肌在相互牵引，原本聚在一起的这个压力，一牵引分开来，就松解了。

这一招，对于肛周疾患、前列腺炎，效果非常好。

气滞怎么办？轻者用导引吐纳，重者用牵引。

导引吐纳，是通过呼吸吐纳，让气流顺畅，对无形的聚集效果好；对于已经形成的疮，有形的积聚以后，结成像疙瘩一样，就要用牵引了。

张仲景讲，肛周觉得肿胀稍有微羞时，有漏血之现象，可以导引吐纳，全真导气。通过我们调整呼吸，将久聚之气化解。

引，为牵引，将聚在肛周的压力，牵引分散到四方去，分散掉。

好像下完雨后，庭前积了一滩水，用扫把将水扫向各个方向，分散开来，一会儿就蒸发掉了。

开长强这个穴位就相当于在做牵引，它既增长精神，又缓解压力。

现在人赶时髦，喜欢穿露肚脐、露腰背的衣服，结果呢？时间久了做事情没耐性、焦虑、体能不够。不信你们可以观察一下身边的人，基本上这类人是这样的，暴露了关元、气海、命门、肾俞、长强的人，体力非常有限，而且人容易急躁。

现代人面对工作、学习、生活上的各种危机跟压力，几座大山压下来，有些人虽然没有被压垮，但身体也可能出现问题，因为五脏六腑压力增大，一压下去，痔疮就出来了。

这叫魄门亦为五脏使。

魄门就是五脏疏泄压力的地方，这地方疏泄不开，长痔疮，怎么办？长强承山灸痔最妙。

这两个地方可以疏解多余的压力。

承山又名鱼腹，对于肚腹诸多疾病都是非常有好处的。

身体有痔疮的，可以在脚底找到这个肛周反应点，在那里多按摩，再配合灸承山跟长强，效果更佳。

做足底反射疗法的好处是：疏解压力，再借助艾灸功效，提升正气，正胜邪退，邪不压正，然后就是用乙字汤这些汤方了。

再加上忌肥甘厚腻，那么治痔疮基本上已经是笼中抓鸡了，手到擒来。

长强在尾骨，尾闾关，号称穷骨，可穷尽九牛二虎之力。用好这个地方，能让人使出浑身之力。你看拔河，有些人发不出力，那是长强这里没练到。

我成功打开长强穴以后，跑步速度和纵跃能力都上升了，上升了一个不小的高度。

你去捶打任何一个穴位都不如把长强拉开，它可以解痉止痛，那些拘挛、督脉反张、角弓反张、抽筋和强直性脊柱炎，反正是筋急的，就用长强。慢性前列腺炎，艾灸长强，这里暖了，前面射尿能力就会加强，存尿功能也变强。

本来，一晚上要起夜三次，现在一次就够了。

所以长强对于前后二阴、痔疮、肛周问题，那是特效穴。

长强配百会、气海，治脱肛。

长强配膀胱俞、小肠俞，治疗尿道炎、淋证、小便不利。

长强配身柱，治小儿惊风抽搐、癫痫发作。

长强配命门、三阴交，可以治疗赤白带下、痢疾。

现在好多人怕过夏天，为什么？夏季无病常带三分虚，因为毛孔打开了。这时，取长强穴，一个三伏灸下来，气喘吁吁的病没了，少气懒言也好过来了，从此害怕夏天、恐夏之症俱消。

长强没打开，热就在心；长强一开，热就扑通一下，掉到命门尾闾关去了。

晒太阳，是一种滋补方法，但假如长强没打开，晒太阳就是一种烦。所以有些人艾灸，越灸越上火。那就先把长强灸开，再艾灸足三里，就补脾肾了。把气海打开了，就不会一灸就上火，一灸就咽干口燥。

长强穴，对于夏季体虚的人，效果非常好。

冬天哮喘的，也可以灸长强，三伏灸。这是一个非常重要的穴。它是一个屡败屡长、生长顽强之穴位，是一个倔强的穴位。

长强跟足三里灸下去，胃动力就加强了。如果吃药也加强不了胃动力的话，那就长强加胃俞和中脘，前后夹击，下面再用力，就可以了。所以长强是五脏六腑的根。

便秘，长强配天枢治疗效果好。单用天枢效果不太理想，天枢是在肠里去用力，长强是在肠的后面用力，推力。打个比喻，如果说天枢相当于在前面拉马让它前行，长强就相当于在马后面鞭打，前后一起使劲，马走得更快，也省力。

《针灸大成》讲，长强可以治疗起码二三十种病，大便不成形、五淋、小儿囟陷等。什么叫囟陷？囟门低陷，小孩子头顶不饱满，不聪明，记忆力不好，长强灸下去，就可以让囟门得到热气，变得充实。

所以长强治疗一切下垂性疾病。记住，灸长强治下垂性疾病，相当于什么？金匮肾气丸配补中益气丸。如果灸足三里，就相当于理中丸配补中益气丸。

长强一烧热，它就会沿骨节一节一节地往上走，脏腑就会被提起来，一切脱垂性、沮丧性、垂头丧气的病，就可以改善。具体包括什么病呢？拉肚子、脱肛、腰脊痛、脊梁沉、惊恐、失精、遗精、眼皮下垂、重症肌无力都属于此类病，都是灸长强。

它升阳举陷，对那些脑缺氧的，也非常好用。

承山，山大的压力，承山穴来治愈。

现如今，把承山用在坐骨神经痛、小腿拘挛和痔疮上面的比较多，还有腰扭伤。《太平圣惠方》记载：

　　　　承山能治腰膝痛，起坐难，筋挛急不可屈伸。

起坐困难的，承山配环跳，可以治下肢痿痹，痿弱跟痹证。

　　　　痹证寒湿与风乘，痿证不足与湿热。

承山位于人体小腿，腓肠肌里，这里是湿气最容易汇聚之处，若觉得两腿酸重了，承山这里艾灸。酸重没有力，就是痿证，湿热再一熏蒸，就不想动了。

痹证，也灸承山。本来就涉水蹚湿了，再加上吹凉风，寒湿与风乘，就痹痛了，就是风寒湿。

承山主痿痹。腿脚走路不利落的，好像下肢加了一层无形的枷锁，把承山一灸，就解了。

承山穴，又叫鱼腹，不单能治疗痔疮，对肠胃、肚腹、腹股沟、膀胱、子宫、疝气等一系列相关问题，都有效果。

丰隆肺俞，痰嗽称奇。

丰隆是治痰要穴，也是降三高的穴位，哪三高？血压高，血脂高，血糖高。丰隆一理贯通，这些通通都能降下来。

这三高都是身体某些代谢物质过多，阻塞在体内，越堆越多，堆满了。丰隆就可以将其泻下去，它是治痰要穴。

你有没有发现，怪病都由痰作祟，所以丰隆也是治怪病要穴。如果碰到一些怪病，反反复复老治不好，拍丰隆，最好用劳宫去拍丰隆，为什么？劳宫带有强大的火力，心之宫殿，能将痰饮水湿燃烧干净，人就清净了。

血至净则无病。

丰隆穴，又叫痰窠，窠臼的窠，就像痰窟窿，专门存痰的。

肺是储痰之器，哪里是生痰之源呢？脾胃。丰隆是哪条经的？胃经。所以丰隆是治生痰之源的。消化不良变痰饮，另外有打呼噜的，晚上试着拍丰隆穴，拍三百下左右，再去睡觉，打呼噜能减轻一半。

肺里储痰多了，就会阻塞气管、呼吸道，从丰隆下手，上病下治。

丰隆相当于什么汤？二陈汤。有些人晚上哮喘，痰多，咳嗽，老吐白痰，还有打呼噜的，买二陈丸，或者服用二陈汤。二陈汤既可以将血管壁的油化掉，能让血管变柔软，又可以将肠里的脂垢消掉，达到降脂的效果，还可以将胰脏、肝脏周围多余的脂质和糖质融化掉，号称"三高"杀手。

二陈汤，可以去除一切陈旧之气：满面油光锃亮、双下巴、脂肪肝、将军肚、水桶腰、富贵包、脂肪瘤等。只要舌头一伸出来腻腻的，就用二陈汤，想都不用想。

二陈汤，就是丰隆，是治疗一切代谢产物过剩的汤方，丰隆更是治疗一切代谢产物过剩的要穴。

因为丰隆在胃经上，阳明胃经是人体最大降机，阳明胃经，仓廪水谷之海，这里一降，诸经莫敢不降。

上火，牙龈鼓包，丰隆一扎下去，梗堵感就没了。

有人问为什么不选合谷？合谷只是小丰隆，丰隆才够大。

前段时间有人来找我，说自己扁桃体发炎了，问我怎么办？我告诉他拍丰隆穴，每天左右两边各拍五百下。

一个月后，别说是急性扁桃体炎了，就是慢性扁桃体炎，也好了，屡试屡效。

有些人说，要去割掉扁桃体。但即使切割了那压力还在，它不长扁桃体炎，可能就长阑尾炎了，一切急性炎症肿胀，有丰隆之象的，就丰隆穴取之。

像这个鼻痔，鼻息肉，这不都是由堵塞引起的吗？我就艾灸长强、承山、丰隆，息肉自动就会萎缩。

为什么呢？长强、承山不是灸痔最妙吗？没有错。但是痔除了有肛肠的痔，还有鼻痔，鼻里头也可以长一个痔，长一个疙瘩，而且肺跟大肠相表里。

只不过，上面长疙瘩，就再加上搓迎香，或者迎香下一针，然后灸长强、承山，就代表这个作用力要用到鼻子上了。

如果痔疮在肛门，灸了长强、承山，得再加一个针对肛周有独到作用的穴位，比如足三里，肚腹三里留嘛。

我把一切丰隆穴可治的病，统称为丰隆病。病不外乎虚证，实证，虚中夹实、实中夹虚三种。一切实证状态的，都容易患丰隆病。

什么是丰隆病？前面提到的，牙龈鼓一个包，之前本来没有的，突然间长出来的都叫丰隆病。骨刺也是丰隆病，骨头本来平平的，多长一个"刺"

出来。在丰隆这里，用艾灸使劲熏，使劲拍打，达到一定的频率，就会刺消骨隐，骨刺就会消失。

在我看来，骨刺其实就是骨痰，古籍上面叫作骨结核、骨疽。这骨痰，是骨里头的败浊物，是骨的代谢产物，没法搬运走。治骨刺，除了丰隆，还要通过悬钟（绝骨）、大杼、肾俞，这些肾主骨强大的穴位，将骨髓多余的油燃烧掉，让它代谢走。

肺俞相当于什么？相当于胸三药，宽胸理气。肺的作用是宣发肃降，桔梗宣发，枳壳肃降，木香就行气，所以肺俞就是胸三药。

丰隆肺俞，痰嗽称奇。

痰就是痰油，嗽就是咳嗽，咳嗽就气不顺，痰就黏腻，所以我通过丰隆来化黏腻，肺俞来行郁气。

肺俞就是胸三药，解郁行气。

丰隆就是二陈汤，健胃除湿化痰。

湿为痰之母嘛。

丰隆肺俞，就是二陈汤配胸三药，专门治疗痰嗽的。会治疗痰的话，好多病就都能治好，不要一看到痰嗽就只考虑呼吸道的问题。

小贴士

长强

【定位】在尾骨端下，尾骨端与肛门连线的中点处。

【功能】解痉止痛，调畅通淋。

【主治】痔疮，脱肛，便血，便秘，遗精，遗尿，腹泻，痢疾，腰背强痛，癫痫，精神分裂症，前列腺炎等。

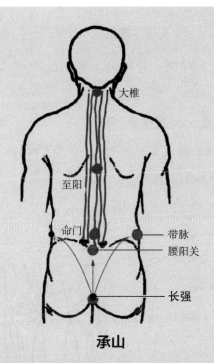

承山

【定位】在小腿后面正中，委中与昆仑之间，伸直小腿或足跟上提时腓肠肌肌腹下出现尖角凹陷处。

【功能】理气止痛，舒筋活络，消痔。

【主治】小腿痛，腰背痛，霍乱转筋，便秘，痔疮，脱肛，腓肠肌痉挛，坐骨神经痛，下肢麻痹或瘫痪等。

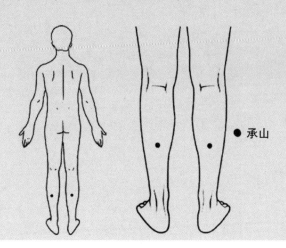

丰隆

【**定位**】在小腿前外侧，外踝尖上8寸，条口穴外，距胫骨前缘二横指。

【**功能**】健脾化痰，和胃降逆，开窍。

【**主治**】头痛眩晕，咳嗽多痰，气喘，胸痛，癫狂，痫症，下肢浮肿，腿膝酸痛，下肢痿痹，高血压等。

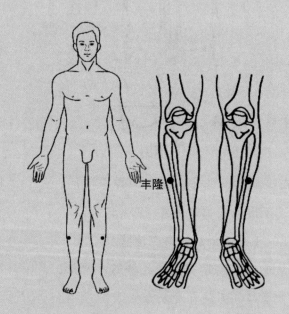

丰隆

肺俞

【定位】在背部，第 3 胸椎棘突下，旁开 1.5 寸。

【功能】散发肺脏之热。

【主治】咳嗽，气喘，咯血，骨蒸潮热，盗汗，及支气管炎，支气管哮喘，肺炎，肺结核，荨麻疹，皮肤瘙痒症等。

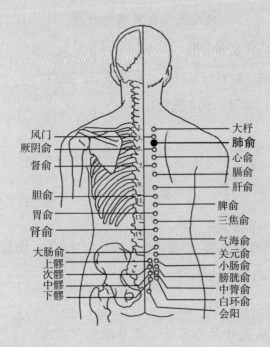

风门
厥阴俞
督俞
胆俞
胃俞
肾俞
大肠俞
上髎
次髎
中髎
下髎

大杼
肺俞
心俞
膈俞
肝俞
脾俞
三焦俞
气海俞
关元俞
小肠俞
膀胱俞
中膂俞
白环俞
会阳

风门

风门主伤冒寒邪之嗽。

风门主什么？伤冒寒邪之嗽。

上一讲提及丰隆、肺俞也主痰嗽，到底要如何鉴别？

病人来看咳嗽，你问，怕冷吗？

他说，怕冷。

穿得比较多，还系了一条围巾，这种咳嗽要用什么？风门。受风，怕冷的。

再追问他，咳嗽的时候，是不是咽喉痒痒的？

他点头，是的。

痒为有风，喉咙痒是里面，不要以为外面吹的才叫风，咽喉里面的也叫风。

有人说，曾老师，我皮肤好痒，怎么办？

不要紧。

威灵甘草石菖蒲，苦参胡麻何首乌。

药末二钱酒一碗，浑身瘙痒一时除。

这六味药，叫痒六味。对于肌表而言，威灵是风药，威灵仙，以此为君药，打成药粉子，专治奇痒难耐之疾。

外在的皮肤痒，用威灵仙。那内在的呢？我以前碰到一个咽喉梗塞，又觉得痒痒的人，感觉嗓子里有东西吞不下吐不出，服用了半夏厚朴汤加四逆散，好一点，但不彻底，又加进去 15 克威灵仙，三剂药，一吃完，梗塞感就没了，瘙痒之状也消失了。

铁脚威灵仙，砂糖加醋煎。

> 一口咽入喉，鲠骨软如棉。

威灵仙为筋骨肉三药之一。

威灵仙，又叫铁脚威灵仙，筋如果强了，脚就铁了。

牛大力，又叫肌肉牛大力，肌肉丰隆，就有力了。

巴戟天，又叫骨髓巴戟天，可以增强骨密度的，风湿入骨全靠它了。

老年人骨钙流失，脚抽筋，这三味药下去，立马筋强体壮，不抽筋了。

喉咙如果痒痒的，不要忘了威灵仙，宣风通气。

威灵仙宣风通气，苍耳子透脑止涕。透脑，鼻涕就不会下掉了。

苍耳子是升督阳的，威灵仙就是风门、风池、风府，三风穴。

风府属督脉，风池属胆经，风门属膀胱经，这三个风穴要牢记，太重要了。

病邪从这些地方进入，疼痛也从这些地方解除。

邪风伤人，风为百病之长，所以发汗解表，也用这几个穴位。

> 若五脏元真通畅，
>
> 人即安和。
>
> 客气邪风，
>
> 中人多死。

体虚怕冷的人，一定要干两件事。第一件是戴帽子；第二件是系围巾，因为肩部疲劳怕风冷。

我碰到一个人，他问我："曾医生，我整天都头晕，该怎么办呢？"

我一看，他坐在凳子上看电视，头顶正上有一个小风扇，那风扇一整天都在吹，虽说风不会很大，但也是一直在头上吹。

从头上一吹下来，风池、风府、风门全部进风，一整天都在进风，而且天气越热，越想一直吹，不舍得离开。

我说"你换个位置，到另外一角去坐试试"。

然后我在他家里喝了半小时的茶，还没有离开，他就觉得头不晕了。他说，前三天连续都去干活，今天实在干不了了，想着在家歇一歇，结果坐了一上午，晕头转向。所以可怕的不是病痛，可怕是病痛中再造病因。

头晕目眩，就是风嘛，不外乎内生的和外来的，今天又没跟人生气吵架，又没跟人动怒，那肯定是外来的，就是邪风。

防病先防风。

所以风池、风府、风门，这三大要穴既是养生三大奇穴，又是慎风寒的穴位。

这三个穴位，掌握好了，寻常感冒奈你不何，若感冒了，觉得身上没力，懒懒的，搞些姜片来，放在风门处，艾灸，隔姜灸。姜者，又通边疆的疆，可以提高你的边疆固表能力。再一艾灸，就是风火台。

姜属辛辣之物，辛香定痛祛寒湿，所以姜可以祛风湿。

辛是什么？就是抵抗力，战斗力。

五味中，风是将军。风气通于肝。肝乃将军之官，所以辛味起到彪悍的作用。

甘味是仓廪之官，就是粮草官，是补给官，搬运粮草最厉害的，只要派他去筹集运粮草，没有不成功的。

如果辛甘配合在一起，就是辛甘化阳。前面辛可以不断拓展领域，甘又能够补充亏虚。

细辛又是什么药？大胆药，是可以钻到骨头里的，人害怕的时候，骨头都会抖，细辛一下去就胆大了。

风湿入骨，骨关节痛得厉害的，就用细辛，搜肠刮肚，穿筋透骨的，这个细辛，号称大胆药。

当年余老师到太白山采药，在水边采到了细辛，那个味道太野了，舌头一触下去，麻的，走窜力非常厉害的，稍微用大量一点，要气闷厥而死的，所以有细辛不过钱之说法。非常冲，非常有干劲，这叫辛。

辛是战斗力，甘是粮草官，那酸是什么？酸就是张良，是谋士。

谋士出谋划策的时候什么样？静下来思考，静悄悄的，才能有谋略，性情急躁难堪大任，必须静下来。

那么有哪味药专主静的？酸味药,酸能静。假如很烦躁，晚上睡不着，失眠，到厨房里搞一勺醋来，拌点水喝下去，或者搞个乌梅白糖汤。最热的时候，觉得最烦的时候，乌梅甘草汤，三个乌梅就行了，再加几片甘草，煮成水，然后一杯千口饮，慢慢喝下去，一夜无梦。

只要学会了酸、甘、辛，这三大主帅，足以独当一面。

那苦跟咸又是什么呢？

苦是什么？苦是谏臣。在国家管理体系里，起很重要的作用。俗话说，良药苦口利于病，忠言逆耳利于行。就说很焦躁的时候，嚼点黄连，吃点大黄，用点苦笋苦茶。

苦茶你都能饮，也就是良药苦口你能饮，那忠言逆耳你也能听，兼听则明，偏听则暗，所以五味不可废。

那么咸味又相当于什么？

咸能软坚，能沉到最低，不动声色。咸可以气沉丹田，许多药物要带点咸才能入到里面去。咸是可以入骨的，能够让人淡定下来，沉下去。

这就是五味。

风门在膀胱经，膀胱经下络到屁股，屁股烂疮、褥疮，就在风门那里烧艾，对疮痈效果非常好。

有些患者，中风偏瘫以后，久病在床，得了褥疮，灸风门，这是治疗褥疮的一个妙招。

风门这里，艾灸、晒太阳，可以不断地升清阳，一升清阳了，屁股下面的湿气就解除了。所以有些人艾灸风门以后，发现腰痛没了，湿疹消了，阴寒潮湿也没了。

古代久坐湿地，屁股长疮，翻身不利，湿疮湿痒，就通过艾灸风门来治疗。风能胜湿就是这个道理。

风门艾灸，可以促进伤口愈合。比如有一些糖尿病患者，严重烂脚，不容易愈合的，一个灸足三里，健肉，强肉；另一个要灸风门，风干伤口，让水分变少，利于伤口愈合。

风门，在陶道周围，陶道一旋转，就会出现风。有一种病叫风门病，指一切呼吸急促、气喘的病。

风门病，就是一切风动之象。

帕金森症，摇头、手抖，打喷嚏、咳嗽，在我看来，都是风门病，所以要把风门拍热，拍烫。

还有眼颤病，眼皮一瞪一瞪的，三四天都好不了。有些老中医一看到眼颤病，用四君子加防风立马就好了。防风相当于什么穴？防风就风门穴，四君子就相当于足三里，健脾的，甘甜益力生肌肉，防风祛风。

一个人容易紧张，就用防风把紧张之气梳理掉，行气则气舒缓，然后再灸足三里，甘能缓急，用四君子，甘缓益力。

还有什么属于风门病？

瘙痒。搔来搔去的，像风走来走去，需要用丹参、菖蒲和威灵仙，我们的痒三药。

风门穴就相当于威灵仙。

血海就是一味丹参饮，功同四物汤，四物汤就相当于血海穴，所以血海相当于丹参。

血海配风门，就是丹参配威灵仙，如果痒得钻心，就再找一个能够祛除心烦的穴位——内关。

痒三药对应的就是内关、血海与风门，即痒三穴。

血海这里一放血，痒减轻一半；风门一开一发汗，再减轻一半；最后内关灸一下，五脏六腑痒患平息。

风门还主伤风咳嗽、头疼脑热，主哮喘支气管炎，主肺炎、胸膜炎，这些都是风象。

如果是胸胁痛和手臂痛，那用风门配肩井。

荨麻疹，瘙痒，除了风门配血海，还可以配曲池、内关。

咳嗽老不愈，风门配肺俞、合谷。

过敏性鼻炎，稍微一点不适，鼻子就酸楚难耐。

《针灸甲乙经》讲：

> 鼻不利，时喷，清涕自出，风门主之。

这时应该桂枝汤加玉屏风散，就是风门。

《类经图翼》上面讲到：

> 此穴能泻一身热气。常灸之，永无痈疽疖痛之患。

痈疽疖疮之患，永无！多么大气！

如果家里有中风老人，一个星期给他灸一次风门，你就不用担心老人因长期卧病在床而生褥疮之类的疾病。

门窗一打开，清风徐来，人就清凉了，所以它还可以泻闷热。

如果一个人有炎火之热，火气很大，这时要用内关、太溪。

如果是烦躁闷热，像关在屋子里头憋闷，就要用风门。这种热是闷热。

如果是阴虚火旺之热，就要用复溜、太溪。

如果是食物堵塞的热，就要用足三里，调饱满之气逆。

如果是情志郁结的热，也要用这个风门，风气通于肝，肝气条达。

如果是吃煎炸烧烤，火气上燎，火热的，就要用内关，推天河水。

《针灸大成》上讲，风门、膻中、劳宫、三里，大肠虚冷，脱肛不收。肛门脱下来，收不回去，用黄芪赤风汤，黄芪就是足三里，防风就是风门。用足三里配风门，可以将脱下去的肛门重新拉上去。

足三里配风门，还可以治疗消渴病，也就是大家说的糖尿病。

糖尿病人，下半身是湿的，容易烂肉，尿很多，往下走，上半身又干燥，感觉很渴。用足三里，提高上举的力量，让风门从上面再一提，这两个穴位一拍打，再喝石斛茶，晚上就不咽干口燥了。

足三里配合风门，可以让干眼症、鼻干症得到润泽，脸面可以得到水分补养，咽喉可以不干燥。因为风门能一直借助这风车风力，从井底至阴下面将这水气一直搬运到最高处。

除了风门配合足三里，还有一招，极其有效。我在任之堂跟余师的时候，余师碰到一例顽固的便溏症，五年了大便不成形，一剂药让他好了，多厉害。用的就是荆防败毒饮。荆芥、防风，还有人参败毒散。

它的机理就是逆流挽舟，舟一直顺水冲下去，想逆流而上，只有靠风，足三里健脾，用四君子，再稍微加减荆芥、防风、羌活、苍术，大便立马成形。理中丸、理中汤都吃过，但是却没有用过荆芥、防风、羌活、独活、苍术这几种风药，一旦用了，再加上健脾药，大便立马干爽。风可以行气，像逍遥散；风可以胜湿，除湿，就像藿香正气。藿香正气是一派风药，如藿香、佩兰、苍术、白芷、苏叶，那都是风药。

风药不仅治感冒，治咳嗽，还可以唤醒人体气机。最近昏昏沉沉，藿香正气胶囊吃下去就能治病。

风药还能，行气止痛。

针刺风门可以治疗支气管炎、肺炎、哮喘。

风门可疗鼻衄血不止。

风门还可以治疗什么？《医宗金鉴》讲，嗅觉失灵。

有些人，嗅觉不好，就要用风门了，可以提高嗅觉，让嗅觉敏锐。因为鼻子主呼吸，主风，所以风门通于鼻子。

最有效的是鼻三拍，一拍陶道风门大椎，二拍肩井肩髃肩髎，三拍四神聪百会，可以通鼻窍通脑。

小贴士

风门

【定位】在背部，第2胸椎棘突下，旁开1.5寸。

【功能】宣肺解表，益气固表。

【主治】伤风咳嗽，头痛发热，胸背彻痛，项强，痈疽发背等。

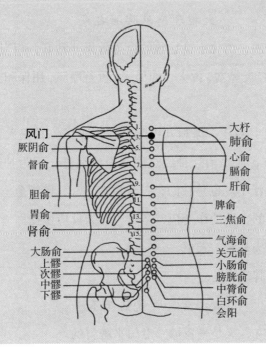

天枢、关元、中脘

第18讲

天枢理感患脾泄之危。

天枢对于脾胃病，消化不良导致的泄泻效果非常好，相当于保和丸。

小孩子，老是鼻炎鼻塞，舌头一伸出来，舌苔厚腻，用保和丸，加苍耳子散，随服随效。

小儿多动，晚上多汗，保和丸再配甘麦大枣汤。甘麦大枣汤不仅是治妇女脏腑躁动的良方，还是治疗神经过度亢奋的良方。因为甘能缓急，甘麦、大枣都是甘甜的，浮小麦也是甘的，三个放在一起，能缓急。

辛味药是行气的，让动作变快，辛可以让人反应敏捷。

好，我们回过头来看，天枢。

它可以理感患脾泄之危。

泄泻者，脾气伤而不平。

天枢既是保和丸，又是平胃散，专门平脾胃的。

平胃散配合保和丸，调理消化道的一级方子。舌头是肠胃的镜子，只要看到舌苔垢腻的，用保和丸准没错。或者切脉时，摸到中焦郁堵，还有硬结的，就用保和丸加平胃散。

只是气郁，就用逍遥散；如果已经有食积了，就要平胃散加保和丸。

天枢理感患脾泄之危，无湿不成泻，湿在脾，所以是脾泄，苍术是补脾圣药，相当于天枢。

有一个很大的石头无法搬动，怎么办？在石头下面放滚木，然后再用力一推就动了。

照海、支沟都是能够推动的动力穴，天枢是枢，枢者枢纽也，像少阳为枢一样，它就是滚动穴，如珠走盘。只要有枢纽，会很顺，很轻快，很滑利。

天枢主涩脉。涩为血少或精伤，血气一少，滞在那里，走不掉，用天枢。

涩滞不通了，石头在那里动不了了，在下面安个轮子，一推就动了，所以用天枢穴可以很省力。

有些人大便通不了，用天枢、支沟、照海。颅脑里头有恶血，用天枢配然谷。脑震荡以后，脑里有恶血，多按按然谷，大脑的恶血就会去掉。如果心胸中有痰饮，天枢要配丰隆，丰隆可以去痰，加天枢，排痰更快。

乳腺增生，气郁，用期门跟太冲都很好，可是如果不加天枢，就像画龙没点睛一样。

如果说期门太冲是逍遥散，天枢就是火麻仁，润六腑之燥坚。因此五脏六腑干燥坚硬，排便困难的，就用天枢。

一般人只知道天枢穴治疗泄泻便秘，可以一穴二用，可以双向调节，我再给大家拓展一些天枢穴的其他用法。

天枢相当于什么？相当于大黄。

阑尾炎，就用天枢配上下巨虚，跟经外奇穴阑尾穴。

胆囊炎，天枢配阳陵泉，跟经外奇穴胆囊穴。

《针灸甲乙经》上面讲，食不化，天枢主之。

食不化，就是指高血脂、高血糖、哮喘、痰多、舌苔垢腻、面目流油、嗳气、口苦、反酸、胸闷、肚胀这一类疾病，这十几个病症，从中医角度来看通通都是三个字：食不化。

这一类病就用保和丸，天枢穴。

老人家食不化能够借助保和丸多活十年，把血糖、血尿酸、血脂都控制得好好的，就治疗食不化。

天枢相当于山楂，消食化积，治食不化。

《千金方》讲，小便不利，灸天枢，百壮，这条经验值千金。

肝硬化腹水，肚子撑胀得锃亮，肚脐都看不见了。大艾条，灸关元、气海、天枢，当天排出半桶的尿水，肚子就瘪下去了，半个月没事了，全退下去了。

天枢艾灸，治小便不利，肝硬化腹水。大便不利用天枢，小便不利居然也可以用天枢。

天，也通天庭，前额痛，天枢主之。

人的前额是天庭天顶。有的人额头紧皱，额头前有一团黑气，面黑者必便难，这样的人一定是大便困难，不够顺畅。

天枢相当于火麻仁，促进排便，让肚腹通畅。

头面部是手阳明、足阳明肠经跟胃经遍布的，头面后面就是膀胱，侧面就是胆，前面就是胃跟肠。所以胃肠不干净，头面就乌暗。

《针灸大成》讲，天枢主久积冷气，绕脐切痛。女性痛经，癥瘕血积成块，也用天枢。

《灸法秘传》中提到，如果是气滞形成的包块，就灸气海；如果是血瘀形成的包块，就灸天枢。如何区分是气滞跟血瘀？如果是硬疙瘩，推之不动，是血瘀，灸天枢；如果是包块，可推可移的，是气滞，灸气海。

《医宗金鉴》讲，天枢主灸脾胃伤，脾泄痢疾甚相当啊。

天枢气海同时艾灸，可以治疗久泻。相当于苍术配合独活。

针刺天枢还可以治疗闪挫伤引起的腰部气血不畅。之前做过实验，有十个腰部损伤的病人，艾灸天枢以后，腰痛全部化解了。

这叫后病前治，高下相倾，前后相随，肠胃这里必须降下去，督脉腰脊才能够升上来。

我们也可以反证大黄治疗闪挫伤瘀血伤的机理，通过减轻肠压，让刺痛减轻。肠胃是人身上最大的降机，肠胃如同百川归海。如果海一堵，会反灌，那就难受了，好多脑血管意外的，就是海水灌江。

海是什么？气海，血海，肚腹里头已经堵胀了，肠胃不通畅，再努力地拉大便，也便不出来，海水灌江，一灌上来，头脑就瘀血了。

大肠的气不降下去，颅脑里的微血管会破裂出血。天枢是疏解压力的一大要穴。

天枢，在神阙穴旁开两寸，有点儿像百会，周围就有四神聪。天枢周围有神阙，所以它可以治疗精神病，治疗发狂奔走，癫痫。

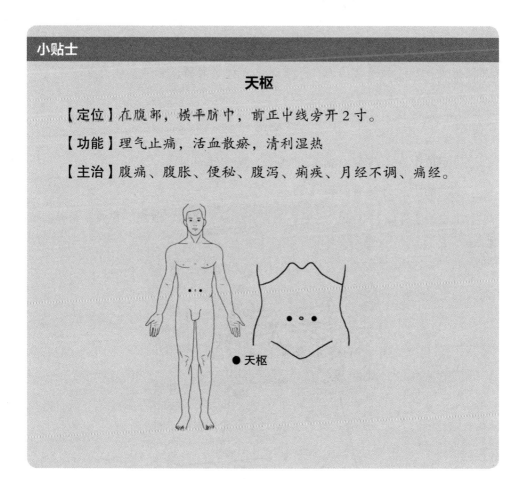

小贴士

天枢

【定位】在腹部，横平脐中，前正中线旁开2寸。

【功能】理气止痛，活血散瘀，清利湿热

【主治】腹痛、腹胀、便秘、腹泻、痢疾、月经不调、痛经。

● 天枢

关元

【定位】在下腹部，前正中线上，脐中下3寸。

【功能】补肾培元，温阳固脱。

【主治】中风脱症，肾虚气喘，遗精，阳痿，疝气，遗尿，淋浊，尿频，尿闭，尿血，月经不调，痛经，经闭，带下，崩漏，腹痛，泄泻，痢疾，尿路感染，功能性子宫出血，子宫脱垂，神经衰弱，晕厥，休克等。

中脘

【定位】在上腹部，前正中线上，脐中上4寸。

【功能】和胃健脾，降逆利水。

【主治】胃痛，呕吐，呃逆，反胃，腹痛，腹胀，泄泻，痢疾，疳疾，黄疸，水肿。

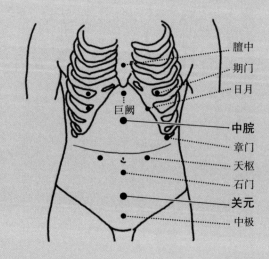

膻中
期门
日月
巨阙
中脘
章门
天枢
石门
关元
中极

风池、绝骨、人中、曲池

> 风池绝骨，而疗乎伛偻。

伛偻是驼背，背弯曲下去，身俯下去，难以拉直，像宰相刘罗锅，像种树的郭橐驼。

经脉如果拘急了，背就弯曲了，难以屈伸，可以刺风池跟绝骨两大要穴。

为什么呢？皮、肉、脉、筋、骨，驼背的病在骨的层面，是骨已经变形了。

绝骨能令骨髓坚强充实，把骨头扶正过来，这是稳定的第一步。第二步是用风池，将风驱赶出体外。所以风池是祛风祛邪，绝骨是扶正。

走路不能昂首阔步的，也可以用到这两个穴，不一定非得是弯腰驼背的。

> 垂头丧气乃驼背之渐，驼背乃垂头丧气之甚。

人会垂头丧气，会驼背，是自信心不足。

自信的人，走路总是挺胸抬头，有觉悟的人，那是坐卧不当风。

> 人中曲池，可治其瘘伛。

人中在哪里？任督二脉交会之处。人中，急救要穴，也是治疗急性腰背痛的要穴。

人中配委中：腰背委中求还治不好，人中再下去就好了。

人中位于鼻唇沟，相当于人体的尿沟、水沟、排泄沟，肾主二便，它就是肾沟。如果人中沟周围长很多痤疮，这人很可能有尿道炎、盆腔炎或是妇科炎症。所以人中这里是可以通肾气的。

曲池为何可以治疗痿伛？痿是肌肉瘪了，如果说伛偻是骨变弯，那么痿伛不光是骨弯下来，而且肌肉还萎缩，没有力量，像什么？像缺水蔫了的菜苗。

聪明的养生者，不会让自己老泡在水里。

再强壮的人，老泡在水里，时间久了也会发现，手指皱巴巴的。皱就是气虚，说明泡在水里久了，会耗气，耗元气，会伤寒，伤寒消耗的就是阳气，阳气少了，像那馒头出炉，一旦离开了阳气的熏蒸，就会变得皱巴巴。

如果每天都把手泡皱，十天下来，就会开始肩酸背痛，开始打喷嚏，开始感冒。

不要不把自己的阳气当回事，把自己搞皱，时间长了，皱是痿之渐。

一个四五十岁的人额头有皱纹了，有悬针纹了，皮肤皱巴巴的，就是阳气已经开始减少了。

曲池，就是胳膊弯曲时肌肉很丰满之处。曲池可以治疗手部痿废，还可以治疗胃瘫。你看肘部弯曲的时候就是一个大弯，相当于胃大弯。胃部疼痛，曲池一下针，就不痛了。

如果想好得更彻底，就用梁丘。梁丘叫作膝大弯，以膝弯可以治胃大弯病，曲池可以治胃小弯的病。肘是小弯，膝盖是大弯，以弯治弯。

曲池，在大肠经上，可以丰厚胃组织和胃肌肉。

治痿独取阳明。

《黄帝内经》讲的，阳明主肌肉。

为什么要加曲池呢？曲池是合穴，合主六腑，六腑消化吸收不良找合穴。

井穴荥输经合，井穴最有锐气，合穴则是最有底气，输穴最有灵气，荥穴最有清气，能够清热，有动气，是流动很快的。荥主身热，输主体重节痛，是流通的。

井穴相当于源头发水的地方，所以井主高原高巅颅脑的问题。

人中、曲池两个穴位中，人中可以通任督脉，任督一通，就像京九铁路一贯通，物流通畅，物资就丰富了。

所以人中、曲池乃两大要穴。

小贴士

风池

【定位】在项部，枕骨之下，与风府相平，胸锁乳突肌与斜方肌上端之间的凹陷处。

【功能】平肝熄风，祛风解毒。

【主治】头痛，头晕，伤风感冒，鼻渊，鼻衄，目赤肿痛，迎风流泪，夜盲症，耳鸣，耳聋，颈项强痛，落枕，荨麻疹，丹毒，神经衰弱，癫痫，高血压，甲状腺肿，电光性眼炎，视神经萎缩等。

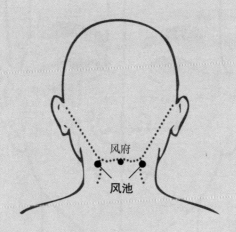

绝骨

见第1讲小贴士。

人中

【定位】在面部，人中沟的上 1/3 与中 1/3 交点处。

【功能】分流督脉经水，通经活络。

【主治】昏迷，晕厥，暑病，癫狂，呓语，痫证，急慢惊风，鼻塞，鼻出血，风水面肿，牙痛，牙关紧闭，黄疸，消渴，遍身水肿，霍乱，瘟疫，脊膂强痛，挫闪腰疼。

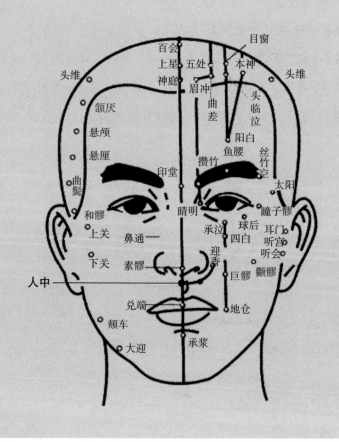

曲池

【**定位**】在肘横纹外侧端，屈肘，尺泽与肱骨外上髁连线中点。

【**功能**】清热解表，散风止痒，消肿止痛，调和气血，疏经通络。

【**主治**】发热，咽喉肿痛，目赤，齿痛，臂肘疼痛，上肢不遂，腹痛，吐泻，痢疾，瘰疬，丹毒，疮疡，湿疹，荨麻疹，中暑，高血压，神经衰弱等。

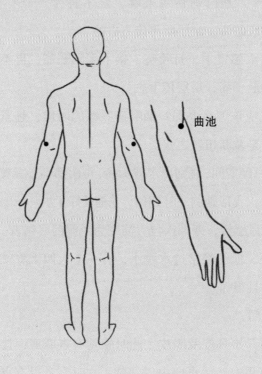

曲池

第 20 讲

期门、鸠尾

期门刺伤寒未解，经不再传。

伤寒没有好彻底的话，是还要再传下去的。

比如说，有些人感冒了，打喷嚏，接下来咽喉痛，再不治就咳嗽，咳嗽再不治就没胃口，肚子痛，层层传下去。

遇到这种情况应该怎么办呢？咽喉痛咳嗽的时候，赶紧刺期门。期门穴是逆流挽舟之穴，是截断扭转之穴。

有一个患者，月经期间，碰到冷水就头痛，每次都小心翼翼。有一次没留神，沾冷水了，头很痛，我帮她刺一针期门，头痛就好了。

期门，就是伤风感冒，寒邪入侵，演变为风湿的终结者。

上车村的村民，他们经常过水蹚水，有一个人四十岁就得了风湿，手关节掰都掰不开，而且很痛。

怎么办？刺期门。

寒邪、寒湿刚开始只侵及表皮，此时感觉有点麻痹；接着侵及肌肉，会感到整个人有点沉重；然后再向内侵到脉，这时会觉得有点痛了；进一步侵到筋的时候，关节会屈伸不利；最后侵入骨内，整个人就被寒湿占领了，没什么精神了。所以趁寒湿在皮肉筋脉的时候，赶紧截断扭转，用期门，使寒湿不要再向内发展了。

期门是肝经的募穴。肝本来就是将军之官，募穴又是这里的大将军，可见期门有多重要，多厉害！

感冒寒邪不一定是外感的，有些人得了隐性感冒，老觉得鼻子酸酸的，但是又没有明显的感冒症状，再发展下去就是鼻炎。还有一种，老觉得手沉重，再发展下去，就是肩周炎。

上车村有些村民老觉得蹚水以后回来想呕吐，尤其是清晨，看到饭不想吃，欲呕，这时拍期门，刺期门，再吃点藿香正气下去，就没事了。

期门穴真的太好用了，没病可以强肝胆，有病可以让邪气一点一点滚出体外去，所以期门是滚邪穴。

小柴胡就是开期门的，主口苦、咽干、目眩。

期门穴在《伤寒论》里就有记载。《伤寒论》很少讲穴位的，可见期门是不同凡响之穴。

太阳病，重发汗而复泻下之，就说大发汗，还大下了，居然都排不出邪气，五六日不大便，舌上燥而渴，这些情况说明邪气要不断一步一步往里面陷，赶紧刺期门，期门是期待之门，有希望的，生机焕发的。

期门在哪里呢？它的位置有点特殊，是下腹部跟胸胁交接处，不上不下的位置。这个地方，是邪气由表入里，由上往下，由浅入深的一个穴位，它是半表半里穴，是一个枢纽穴。

这个地方不可以受撞击，一旦被撞击了，容易伤到内脏。所以当出现一些意外事故，摔倒的时候，要护头和护胸胁，然后要气沉丹田，这样可以将伤害降到最低。

> 鸠尾针癫痫已发，慎其妄施。

鸠尾属于哪条经？任脉，任重道远的一个穴。

癫痫发作了，为何刺鸠尾？鸠尾在剑突下，两边的胸胁就是大翅膀，鸠尾是鸟的尾巴，尾巴从剑突这里往下垂，刚好在这里。

癫痫一发作，人浊阴上脑了，立马抽搐，两目上吊。鸠尾是降浊阴的大穴，这地方通胸膈，胸膈痰浊一往下降，痰迷就不会冲上大脑，所以鸠尾会阴要同时用功。

鸠尾一开，胸中浊就降腑，会阴再一开，腑中浊就排出。

鸠尾也是排便要穴，鸠尾配中脘，有助于胃肠蠕动力加强，是可以排脏垢的。

有些人胃胀时，手会不自觉地按鸠尾穴，手一按上去，就是中脘周围。

> 九种心疼，痛在胃脘。

上脘、中脘、下脘和鸠尾，都是治疗心痛的。像西施捧心，她捧的其实不是心脏，捧的是胸口鸠尾那地方，就是中脘。

古代讲的心是中心的意思，而不是心脏的意思，中心就是中脘，就是鸠尾这周围。这里是降浊阴的。

> 浊阴在上，则生䐜胀。

但鸠尾这里要谨慎使用，不要乱刺，因为这地方下针很容易刺伤胸膈膜，也容易伤到脏腑。

癫痫是怪病，怪病痰作祟。《丹溪心法》讲，癫痫无非就是痰涎壅塞，迷蒙孔窍。痰在胸膈，则呕吐不食；痰在颅脑，则眩晕摔倒；痰在双目，则上吊；痰在口舌，则讲话含糊不清；痰在胸肺，则咳嗽不止；痰随气升降，则无处不到。鸠尾可以让上述情况统统排痰下行，所以鸠尾这里要做往下推的动作。

癫痫发作怎么办？常推鸠尾，往下推。

这招叫捋猫背，从鸠尾到中脘，甚至关元，不断地往下捋，捋到这条线滚烫发热。

鸠尾能宁心安神，宽胸定喘，和胃降逆。

鸠尾配内关、中脘，专治呕逆，降胃还助排便。

鸠尾配神门，可以治疗失眠。

鸠尾配涌泉，可以治疗癫痫犯脑，吐涎沫。

《针灸甲乙经》讲：

> 喉痹，食不下，鸠尾主之。

现代研究发现，针刺鸠尾穴，可以改善心脏功能跟脑循环，对胆道蛔虫病也有一定疗效，可以助胆汁分泌。它有助于排浊阴，浊阴排了，人就会变得清爽。

期门

见第9讲小贴士。

鸠尾

【定位】在上腹部，前正中线上，胸剑结合部下1寸。

【功能】和中降逆，清热化痰。

【主治】心胸痛，胃痛，反胃，惊悸，癫痫，精神分裂症，心绞痛等。

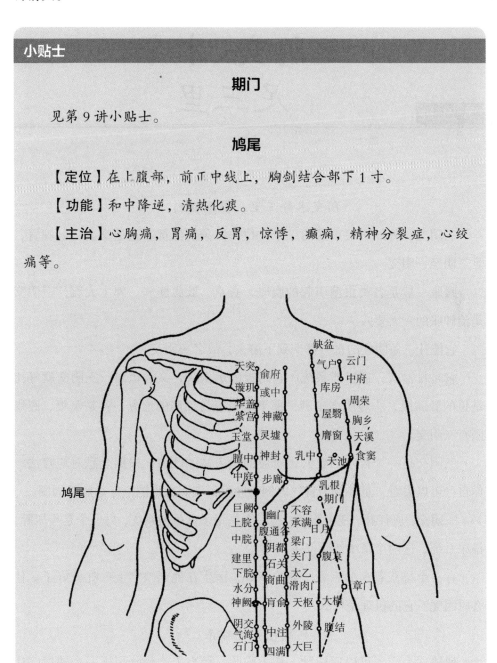

三阴交、水分、足三里

第21讲

阴交水分三里，臌胀宜刺。

三阴交，脾经里最重要的一个穴位，三条阴经都在这里交会，肝脾肾，足三阴经，阴交。

臌胀一般是各类虫菌引起的腹胀，腹水，肚腹膨胀。脾主大腹，三阴交是治肿胀的一大要穴。

它能让三条阴经的水分都交到下游去，故名三阴交。

它是排泄穴，即排泄系统。它附近的承山穴，又名鱼腹。三阴交就好比是鱼的肚脐眼，小腿肌肉丰满，那下面最容易抽筋的地方，就是鱼腹，腹周围有三阴交。

三阴交是一个排水的要穴，对应的是人体的肚脐，根据全息对应疗法，你自己可以去看，足外侧为背，内侧为肚腹，三阴交周围刚好是肚脐周围。

三阴交，属任脉。任主胞胎，胞一个是指子宫生殖系统，另一个是指尿脬，排尿系统，这两个系统任脉都主。

有一个排尿刺痛的患者，老治不好，医生在他列缺穴上一扎就好了。什么原因呢？它的机理是什么？

列缺任脉连肺系。

列缺这个穴，可以通任脉，任主胞胎，相当于给膀胱裂出一个缺口，让尿跟水分排出去了。

列缺又属肺经，可以发汗解表，可以通调水道。

你看电闪雷鸣以后，大雨倾盆，大地瞬间沟满渠满，水道就通了。

列缺在上层次，通宣理肺，电闪雷鸣。

水往下流，淅沥沥的水流下来，分到沟渠里去了，用足三里。

一般臌胀的人脉象弦滑硬。

欲调饱满之气逆，三里可胜。

饱满堵塞，壅滞之病，用足三里，它是胃经的合穴，能疏通，合像大海一样，若想将大海填满，太难了，所以只要启动合穴，就有助于臌胀病缓解。

臌胀病的机理，一般是气、血、水或寄生虫堵在腹部。青筋暴露，为有血瘀；肤色苍黄肿胀，诸湿肿满皆属于脾，为有水湿；膨胀难耐，乃有气滞。

既有气滞，又有血瘀，还有水湿，那怎么办呢？

先说气滞。欲调饱满之气逆，三里可胜。三里是一切气滞的要穴，无论滞在哪里，只要饱满堵在那里，肚子憋堵、撑胀，肠胃不通畅，都要逆上来。反酸呕吐、口苦、喷臭气、口臭口浊，饭食不下，舌苔厚腻，统统是饱满之气逆，三里可胜。

再说血瘀。青筋暴露，腹胀如臌，血不利则为水，血不通畅了，就会水肿。

那么调血的要穴是什么？三阴交。肝脾肾三经的血气在这里都可以疏通，所以它是活血要穴。

活血化瘀，三阴交。

按了三阴交这里，令腿脚生风，气血流通，可使腿脚走得利索。这一点是可以证明的。三阴交艾灸或针刺以后，有助于身体行血脉。如果一天需走三十公里以上，中途休息一定要按三阴交，按完以后再走，前面的疲劳感全消。

气滞就三里穴。血瘀就三阴交。

那水停呢？水分嘛，水分反过来读就是分水，所以水分穴又叫分水神穴，相当于名方里头的疏凿饮子。

肚腹臃肿、胀坠，将军肚，水桶腰，就取阴交、水分、三里，可以气化水液。

三里就是白术，白术可以健脾行气；阴交就是桂枝，桂枝能行血，通血脉；水分就是茯苓泽泻，还有猪苓。

这是什么汤呢？五苓散。有茯苓、猪苓、泽泻，都是利水的，相当于水分。白术，是健脾行气的，三里穴相当于白术，健脾圣药是白术，健脾圣穴为三里。

水分穴还有很多神奇的功效，不一定是治腹水，腰以下水肿可以用它，大便不成形也可以用它。艾灸水分穴，治大便不成形，相当于炒车前子跟白术，相当于分水神丹。小孩子老是大便不成形，拉稀水便，就艾灸水分。

《针灸甲乙经》讲，脊柱强硬，腹中拘挛痛，水分主之。

它可以分督脉上的水，从肚腹排出，任督循环嘛。

《外台秘要》讲，水分主水病、腹肿，孕妇不可灸。

记住啊，孕妇一定不要轻易灸！它会加强子宫收缩。

《玉龙歌》提到：

> 水病之疾最难熬，腹满虚胀不肯消。
>
> 先灸水分并水道，后针三里与阴交。

《玉龙歌》是非常精辟的，我们现在读的是《玉龙赋》，是从《玉龙歌》里凝练出来的，歌朗朗上口，赋很精简。

《针灸大成》上讲到，肠鸣状如雷声，灸水分，它可以分水。小儿囟颅，囟门塌陷了，灸水分。

《针灸资生经》讲，此穴叫水分，能够分化水谷也。

所以记住，消化不良的，可以用它来分解水谷，所以水分不单分水，它还分水谷；不光治疗水肿，也可以治食积。

现代研究发现，艾灸水分治疗肝硬化腹水效果显著。

便溏的，舌苔水滑、腿脚沉重的，也可以灸水分。

三阴交乃妇科大穴，它可以治疗各类的积液，积液停留，可以通过阴交分下去。

小贴士

三阴交

见第1讲小贴士。

水分

【定位】在上腹部，前正中线上，脐中上1寸。

【功能】通调水道，理气止痛。

【主治】腹痛，肠鸣泄泻，水肿，臌胀，肾炎等。

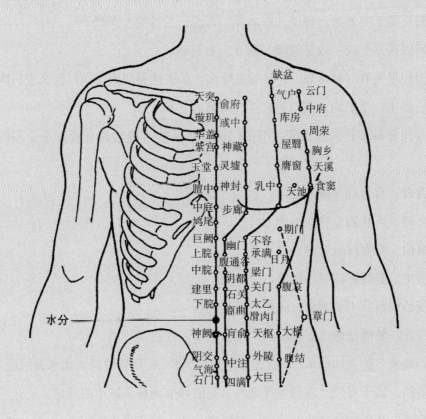

足三里

见第1讲小贴士。

第22讲 商丘、解溪、丘墟

商丘解溪丘墟，脚痛堪追。

治疗足关节附近肿胀灼热，可取商丘、解溪、丘墟，均集中在踝关节周围。

商丘属于哪条经？脾经；解溪呢？胃经；丘墟呢？胆经。

所以这三个穴功效是健脾、利胃、退黄疸。

假如足关节红肿疼痛，肿胀的是什么？肿胀的是肌肉组织；什么主肌肉？脾胃，属土，主肌肉，所以肯定要找脾胃经。

商丘和解溪是最靠近踝关节的，靠近之处的穴位它就有管理这个部位的能力。

腕骨，有管理手腕的能力。

环跳，有管理股骨头的能力。

肾俞，有管理腰背的能力。

委中，有管理膝盖的能力。

俗话说县官不如现管，穴位就是这现管。

商丘、解溪这两个脾胃经的穴位，可以治疗诸湿肿满。

脚踝关节肿大如拳头的，商丘可以分化水肿，它具备脾经运化水湿的能力。

解溪，属于胃经，胃乃水谷之海，它能够准确解读溪水的流向。

解溪穴是眉棱骨痛的特效穴，解溪穴一按，眉棱骨痛就好了。

解溪穴在系鞋带这里，溪通系，解系，就说一切打死结、束缚、系如结的，就用解溪。肿胀就像局部打了一个结，所以我们要取象。

有人打架，眼睛被打肿了，就取解溪。如果搞不定，那就先至阴放血，再按摩解溪。至阴放血，是让血气从膀胱经后面下去，按摩解溪是让血气从前面胃经下去。

上车村的珂姨来问我，曾医生，我怎么老觉得闷胀？

我说，按解溪。

现场一按就松解。

为什么？爱较劲、拧巴、激动之人容易长结节，肝气郁结，乳腺增生，这些都是结节病。可以通过脚底诊断，用手去触，凭经验和手感去诊断。

子宫肌瘤，两三个，如黄豆粒大小；肾结石，不止一个，全中了，太神了。

光能诊断没什么了不起，再上升一个层次，足底下所有的结节，利用足部的穴都可以解，哪个穴？解溪。脚底的一切问题，最后都可通过解溪这个穴位来解决。系鞋带这个位置下去，是一花开五叶的，它像祖龙，它像父母山。这里有一个奇穴，分出五条脉出来，至五个脚趾：至阴、厉兑、行间、太冲和隐白。这些都是源自解溪的，如果解溪这里闭死，下面全部枯萎，所以，整个脚盘的气血都在这里。只要脚底有结节，就用解溪。

人如果长了各类结节，先把解溪穴通开来，再去赤脚走路，脚很快滚烫，脚下的结节，消散得也快。所以解溪常按，人好像没有束缚一样，好舒服。

人生病就像被绑架一样，受了风寒，肌肤、五脏六腑似绑如绑，如果一出汗，那就是汗出如解。

伤风感冒，桂枝汤一下去，就解表了，多厉害！解表奇穴就是解溪。

解溪再配合后面的膀胱经和督脉的大椎穴，上下配合，更厉害。不要只懂得用大椎来治感冒，别忘了还有一个解溪，可以治一切郁、一切结，无论有形无形，解溪皆解。

接下来，再看丘墟。

丘墟是胆经的原穴，此穴有利胆退黄的作用。那为什么脚肿胀要找调肝胆的穴？为什么要用利湿退黄呢？

你看一般局部受伤了，皮肤能变什么色？黄肿。那就要找利胆退黄的，就是肝胆经，肝胆经的原穴，源源不断地可以提高利胆退黄的力量。

所以丘墟是治踝关节扭伤之大穴，丘墟跟商丘相互透刺，效果奇佳。

丘墟相当于茵陈。不要认为茵陈只能治身体黄疸，受伤以后，局部发黄，茵陈也可以用。

跟别人打架，手肿了，黄肿那种的，用茵陈，加点海风藤、络石藤，熬水后，再加点酒，用来洗手，可以退黄肿。

丘墟穴配期门、阳陵泉，能治胆囊的一切问题。

配合风池、太冲，治疗眼赤肿痛。丘墟还可治肝胆病，眼目病，那种眼目赤黄赤黄的，用丘墟。

脚背痛，取丘墟穴。

跟骨痛呢？

踝跟骨痛灸昆仑，更有绝骨共丘墟。

有些患者问，曾老师，我总是后脚跟痛，长了骨刺，要不要动手术切掉？

我说，艾灸。艾灸昆仑穴、绝骨穴跟丘墟穴，三大穴，专消骨刺。你看骨刺像不像骨头上长出一个昆仑山，所以昆仑穴专消硬刺。

昆仑穴在脚跟骨周围，所以它可消跟骨周围的刺。

如果骨刺长在腰部，那就不要用昆仑了，近处取穴。

骨头骨髓油出现问题了，骨髓油外溢，类似椎间盘突出叫髓溢，就是髓核溢出去了，要用绝骨，绝骨是髓会。

胆经上的丘墟呢，专治局部鼓起的丘陵突出，突出谓之丘。像腋下肿、膝关节肿、疝气、小腹坚、颈肿，只要是走侧面胆经的"丘"都可以治，所以颈肿也可以。

如果根据全息对应疗法，踝关节就是脖颈，解溪、丘墟和商丘就是颈三穴。以脚下的穴，可以治疗头颈的问题，所以这三穴除了可以治疗脚肿脚痛，还可以治疗眼睛问题，对于过度用眼疲劳、眼压高，也有很好的缓解之效。

学了全息对应，要学以致用，踝关节就对应颈椎，所以颈周酸痛酸楚的，就通这三个穴，把它们通开来，颈部问题就解决了。

小贴士

商丘

【定位】在足内踝前下方凹陷中，舟骨结节与内踝尖连线的中点处。

【功能】健脾除湿，舒筋活络。

【主治】胃痛，腹胀，肠鸣，泄泻，黄疸，便秘，足踝疼痛等。

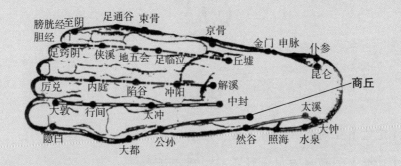

解溪

【定位】在足背与小腿交界处的横纹中央凹陷中，姆长伸肌腱与趾长伸肌腱之间。

【功能】通经活络，调理脾胃，镇静安神。

【主治】头痛，眩晕，目赤，腹胀，便秘，癫狂，头面浮肿，下肢痿痹，脚腕无力等。

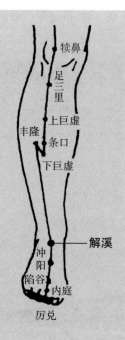

丘墟

【定位】在足外踝的前下方, 趾长伸肌腱的外侧凹陷处。

【功能】疏肝利胆, 消肿止痛, 通经活洛。

【主治】胸胁满痛, 颈项强, 腋下肿, 下肢痿痹, 疟疾, 脚气, 足跟痛, 以及肋间神经痛, 坐骨神经痛等。

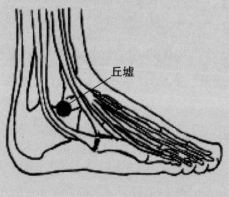

(外侧)

尺泽

尺泽理筋急之不用。

尺泽穴对于上肢经脉拘急拘挛，不能自由旋转屈伸的病，有很好的治疗效果。

比如说，肌腱炎、网球肘、肩周炎，反正只要是你觉得手不够灵活，就用尺泽。

理筋急，就是理筋脉拘挛；不用，就是说手快要报废了，用不了了。哪种人的手快要报废了？中风的。

尺泽是肺经的合穴。

为什么肺经的合穴可以治疗筋骨的病呢？

第一，肺朝百脉，尺泽又是合穴，所以百处经脉不够通达通畅时，肺经都可以将氧气送过去。

第二，肺主治节。

筋急之不用，一般筋拘挛疼痛的都是关节之处，十有八九都是关节出了问题。肺主治节，凡是关节腔内外气压不稳定的时候，就调肺经尺泽。有些人膝盖痛，就拍尺泽。

膝盖痛拍手肘干什么？

因为肺主治节，二十四节气交替的时候，如果出现筋骨疼痛，就要找肺经。

天气骤冷骤热的时候，家里老人筋骨就痛了，这时，首选尺泽。它可以调肺内外的压力，进而让关节爽利。

肝主筋，肾主骨，筋骨问题要找肝肾。肝、肾的"母亲"又是哪里？肺。

因为肝、肾在下，肺在上，地下水一般都源于天上，君不见黄河之水天上来，奔流到海不复回。

有个词语叫降金生水，金气一降，水气就来了。

晾在外面的干衣服如果没有及时收，到了晚上八九点的时候就开始凉了，沉了，重了。

小孩子不要穿打露的衣服，穿打露的衣服容易感冒，为什么？因为降金生水。

一到傍晚，金秋之气就降下来了，看不到太阳，很黑暗，色黑属于肾，此时肾经当令，已经生水了。

如果筋骨里头缺润滑油，就会通过尺泽降肺，肺气一降它就在地表形成水。

所以膝关节痛的，就拍尺泽。

尺泽可以治筋急。

尺泽反过来读是泽尺，润泽尺部尺脉。中医把脉分寸关尺，寸就是地浮，关就是地中，尺就是地底，像淮山的下半截叫尺，中截叫关，上截可以看到的绿绿的，就叫做寸。泽尺意思是可以润泽到地底。

尺泽在肺经上，肺经属什么脉呢？寸脉。所以它是降寸入尺的穴，能够让肺火下达膀胱和肾，有益的就归入肾中去补肾，无益的就通过膀胱排出体外。

最能代表尺泽的一味药是玄参。

玄参治结热毒痛，清利咽膈。

结热，毒痛，肺火上亢，咽喉沙哑，玄参可以降金生水，补肾润肠。

沙尘暴或大热的天气，来一场大雨，百川归海，阳随阴降。尺泽是阳随阴降，可以消炎的一大要穴。

碰到眼睛红肿赤痛，用尺泽。因为尺泽是合穴，合主逆气而泻。有些人上火，高热，皮肤发烫，尺泽，润尺肤，一尺的皮肤它都能泽润，叫尺泽。

有老人家跟我说，曾老师，我有骨质疏松，膝盖经常哒哒响，医生说是膝关节退化，要换关节。

我说，你试试多拍尺泽跟太溪。

尺泽，如天布雨，像肺一样，把水降到沼泽里去；太溪呢，把水引到溪中，归肾，两个穴经常拍一拍，关节就不哒哒响了。

关节为什么发炎呢？一个火叫上火了，两个火叫发炎。若发炎在皮肤，那就好治，吃点鱼腥草清肺，肺主皮毛嘛；若发炎在骨头骨髓，那就要加点玄参了，鱼腥草配玄参，或者配生地。

玄参、生地、麦冬三味药，其实就相当于尺泽穴，玄参是补肺和肾的，能治结热毒痈，清利咽膈，所以玄参不单可以滋阴，还可以清火。

麦冬补什么？补心肺。

生地补什么？补肾。

所以增液汤居然是补肺和肾的，增肺肾津液，降金生水的，也就是说增液汤就相当于尺泽穴，就等于支沟、照海。

什么沟沟海海都会因为天降大雨而饱满，用尺泽，肺一旦降雨了，河流、沼泽、湖泊要多出一尺的水，这种滋润力度是非常大的。

所以，干燥之人唯尺泽是从。

有人说，我的毛发老是干燥，没有光泽怎么办？

用尺泽。它在肺经上，肺主皮毛，尺泽是可以润皮毛的，可以润到骨里头，让骨油增多以后，毛发就有光泽。

刚才讲了，两个火就发炎了，那么两个火再加二点水是什么？淡。

有炎症的、上火的，非尺泽莫属。

尺泽是降火神穴。

有人问，曾老师，骨髓炎怎么办，有没有治疗骨髓炎的特效穴？

有人说，髓会悬钟，骨会大杼。错，大杼、悬钟只能够补骨头的一点点油，像以勺去舀油。尺泽不一样，它是从肺出发去补，虚则补其母，肾主骨，肾中虚了，就要找肾的母亲——肺。

骨髓炎，骨头发热，骨蒸潮热，晚上咽干口燥，起来喝水都不解渴，得了消渴病的，都可以用尺泽。

尺泽是糖尿病消渴的一个要穴，它相当于枸杞子、菊花、麦冬，就是清凉补。

尺泽用三个字来形容——清、补、凉。

用三味药来形容——玄参、麦冬、生地。

尺泽还可以通六腑，可以通便，可以治便秘，这点一般古医籍上很少提到。

尺泽，有别名叫鬼堂、鬼兽。那些怪病、痰病可以找尺泽。

菏泽中有漂浮物，水变浅了，舟就走不动；水足了，痰浊就哗啦啦被冲走了。

尺泽就是增水行舟之穴，解决各类停留在体内的痰饮结核。

有人跟我讲，曾老师，我老有痰，总觉得咳不干净。

二陈汤熟地当归，金水六君煎，降金生水，靠水去将痰漂浮排走，靠肾水。尺泽就是降肺补肾水的要穴，如果用到尺泽，原本要吃十剂药的，也许五剂药就够了。拍尺泽后，你会发现咳痰特别顺，就像河槽里头水足了，开船特顺。

肺是通调水道的，尺泽能让通身水道通调。如果从通调水道来解，那痰饮、痰浊是不是水道不通的产物啊！水邪，就找肺，找肺的总司令，合穴尺泽。

尺泽能清热和胃，清热泻火，通络止痛，所以咳嗽老不愈，甚至咯血，咽喉痛，可以用尺泽。

尿失禁和四肢肿也用尺泽。肺主通调水道，水道不利的，水道过利的，都用尺泽。尺泽穴敷贴，可以治疗老年人尿失禁，夜尿频多。

有人说，曾老师，我手臂疼痛、肿胀。

将风湿膏剪成指甲片大小，贴尺泽，手臂的一些肿胀就会消去。

咽喉痛，用尺泽配少商，是有特效的，少商主喉可以滋阴到咽喉。

牙痛，尺泽配合谷，合谷主就可以滋阴到牙齿。

肩周炎，尺泽配肩髃、肩井、肩髎，三肩穴。

如果是腰闪挫疼痛，尺泽配委中。

如果是急性腰扭伤，尺泽跟委中，两个穴位放血，有奇效，是释放腰部压力最厉害的两个要穴。

如果要在上肢找一个刺络放血的穴位，找尺泽；下肢的话，找委中；头部的话，就找太阳。这是三大放血要穴。

尺泽是放血要穴，它放血能治吐泻。

有些患者说，拉肚子，拉得腰都直不起来。

拉肚子，上吐下泻，霍乱的，要找什么穴呢？合穴，合主逆气而泻。究竟找哪一经的合穴？拉得腰都直不起来，拉得少气懒言了，拉得没劲了，哪条经络可以下络大肠？肺经。环循胃口，找肺经的尺泽。

　　　　下络大肠，环循胃口，上膈属肺。

《千金方》讲，尺泽治呕吐，上吐下泻，就是合主逆气而泻，下络大肠，环循胃口的道理。

《针灸甲乙经》讲鼻出血，尺泽。

鼻出血，肺开窍于鼻，尺泽能够导水归海，导川入海。合穴就是海穴，鼻子就是川，冒出血了，就是川溢流。尺泽一下去，所有压力，就归入海了，就不会有崩堤破裂、洪水泛滥之危险。

记住，尺泽是防治老年人脑溢血、血压高的要穴，这点学到了，就不得了。

碰到血压高的，不要紧，赶紧找尺泽，尺泽一刺，血压就立马降了。

我亲测的患者血压160mmHg，尺泽放血后，再一拔罐，再量血压130mmHg，现场降血压。

这样的降压效果究竟能持续多久呢？一般情绪不特别波动的，三五天内，血压就稳定了，可能一次就稳定下来了，平时只需要注重多拍尺泽。

《肘后歌》中讲：

　　　　鹤膝肿劳难移步，尺泽能疏筋骨痛。

鹤膝肿，膝盖骨肿得像鹤膝一样，移步都难，以尺泽可以让骨痛疏解。

　　　　行步难移，太冲最奇。

太冲配尺泽。太冲主膝盖，太冲主肝，肝主筋，膝为筋之府，所以太冲就可以缓解膝盖压力。压力虽然已经减轻了，但膝盖还没油，怎么办？用尺泽再把油补进去。所以尺泽配太冲，专主行步难移，多厉害。

　　尺泽跟曲池放血，对阑尾炎有明显的疗愈作用。慢性阑尾炎，急性阑尾炎，尺泽、曲池放血。为什么？阑尾就是在一个弯弯的地方，那地方食物过不去，堵在那里容易发炎，就得手术拿掉。但是平时多拍尺泽、曲池，慢性阑尾炎可以不治自愈。

小贴士

尺泽

【定位】在肘横纹中，肱二头肌腱桡侧凹陷处，微屈肘取穴。

【功能】清热和胃，通络止痛。

【主治】咳嗽，气喘，咯血、胸部烦满，咽喉肿痛，肘臂挛痛等。

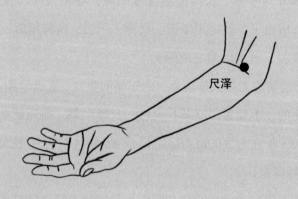

尺泽

腕骨

腕骨疗手腕之难移。

腕骨穴对于手腕无力或疼痛、活动不利者有好的效果，这个效果是一个针客试效出来的。这个针客写的针经叫《针灸甲乙经》，号称医界经典，他是谁？皇甫谧。皇甫谧自信地说，这部著作在针学、穴道方面算得上数一数二的。他自己中风偏瘫，坐轮椅，刺腕骨手能动了，刺环跳脚能动了，然后渐渐地靠自针自药，重新恢复活力。后来他干脆潜心学医，写经而不是写论。皇甫谧故乡的宗祠，我们学针灸的人都很喜欢去参访，参访皇甫谧的精神：自病自医自成长，自己生病了，自己学习。

《针灸甲乙经》说，针灸在人生之中，是头等大事。

皇甫谧，就是靠腕骨成就的，手臂瘫了，腕骨穴刺下去，手臂重新能动了。

腕骨，腕即腕部，骨即骨头，此穴位于腕部骨头间，故名腕骨。

书中记载腕骨穴是很深刻的，腕骨又叫壅骨、虎骨。像飞虎穴，虎骨穴，虎口穴，这些带虎的穴，都是非常猛的，所以腕骨这个穴，是一个猛穴，是猛龙穴，是原穴。

腕骨是哪条经的？手太阳小肠经。原穴多补虚，腕骨这里一刺下去，拉肚子、便秘都会好，它可以提高小肠动力，以助小肠消化、受盛。

小肠经上达到头，它是太阳，这个太阳经走得比较高，所以像头痛这种偏高处的痛，项强、耳鸣耳聋等，都可以主治。

手臂偏废，半身不遂，用腕骨。

它是原穴，增强手的原动力，古籍讲它能治伤寒臂痛，腕骨配尺泽，非常好用。什么是伤寒臂痛？出汗了去洗凉水，久而久之手感觉麻痹，这就是伤寒臂痛。用药就是黄芪、牛大力，专治手麻痹。

我碰到一个五金店的老板，他经常搬运货物，累得浑身是汗，手也很脏，忙活完了立即洗手，时间长了，手麻痹。

我问他手麻在哪里？他就指在手肘手腕这一侧。

我说，服用黄芪、牛大力，再加艾灸尺泽、腕骨。

之前治了半年没起色，用这个方法一个星期就好了。

我说，想要将来不复发，要牢记：

汗水不干，冷水莫沾。

有些人爱运动，身体照样不好，就是因为运动后没注意禁忌，这条养生道理，没落实到行动中去。所以不要让邪气有机可乘，不要让水寒水湿有机可乘。

重用黄芪、牛大力，一次一两二两，常年的劳损手臂痛就好了。

以前人有中药护体，现代人是病来了才去找药。中医的预防医学，是没病，但出去操劳，都会用黄芪、牛大力，喝了真给力。

掌握了这个方，有什么好处？

家里人或多或少都会有劳损，五劳七伤，人只要有五脏六腑，就有五劳七伤，跑不了的，就用黄芪、牛大力。条件好一点的，加点大枣、巴戟天或者五指毛桃更好，没有的话，就用黄芪、牛大力也没问题，可以壮腕骨，壮腿脚，壮四肢。

腕骨穴还有利胆退黄的作用，它为什么能将胆的黄汁给退掉？

胆在哪里？胆在小肠的上面还是下面？胆在上，肠在下，胆跟小肠紧紧相连，靠腕骨这个原穴，加强小肠动力，小肠能够通利，小肠排空能力一加强，胆汁就下来了。

腕骨这地方又叫壅骨，就是说容易令小肠壅堵之骨，将肠道浊阴排泄下去，上面的黄汁就下来了。

中医有大柴胡汤，就是大承气汤跟小柴胡的合体，小柴胡疏肝利胆，但不能退黄，配上大承气或者调胃承气，柴胡承气汤，小肠一打通，胆汁就哗啦哗啦流走了，从头面、眼睛、皮肤、五官，通通汇到肠里，排出去。

所以腕骨就是通肠降胆之穴。

古人讲，腕骨主治发狂，腕骨配涌泉，主治伤寒发狂。

腕骨配通里，主治高热惊风，发高热甚至抽风了。

通里是哪条经的穴？心经，通向心里面去。心跟小肠相表里，小肠的压力化解了，心就凉了，高热就不会伤到心里。

如果你心烦意乱，烦躁得想打人，腕骨、通里一扎下去，压力就泻走了，烦躁的情绪就缓解了。

腕骨加足三里、三阴交，可以增液行舟，治疗大便秘结跟消渴。

腕骨加听宫、翳风可以治疗耳鸣、耳聋。

《针灸甲乙经》上面讲到，偏枯臂腕发痛，肘膝不得伸，腕骨主之。

偏枯就是偏瘫，半瘫，一条手臂生机无限，另一条手臂枯落，怎么把另一条复养起来？用腕骨，治疗偏枯。

足三里配腕骨，可以治疗重症肌无力。手不能提，用腕骨，肩不能挑，用肩井，腿不能跑，用足三里。

五指挛不可屈伸，就是五个手指像得了风湿一样，手废了，动不了，用腕骨。

消渴病，糖尿病，要多拍这腕骨穴。消渴有好多种，比如读书很用心，心汁用得很凶，也叫偏枯，心枯萎了，所以乐不起来，多按腕骨。

腕骨还能治神志的问题，烦满、惊吓、战栗，很害怕，用腕骨，是治恐穴。人一紧张害怕，肩膀会不自觉地耸起来，肩膀为小肠经所过之处，腕骨一针下去，肩膀就松了，紧张害怕的情绪自然也消失了。

《杂病穴法歌》讲，腰连腿疼腕骨升。

现代研究，坐骨神经痛，腰连着腿，疼得不得了，可以取腕骨穴去治疗。

其实古籍上早已经讲了。

全息对应法，腕骨对应的就是人体的腰。手指跟掌交接处对应的是头颈，掌跟前臂相连处对应的就是腰。只要在腕横纹周围找穴道，找刺痛点，一刺下去必治腰痛。

聪明的话，拓展一下，找踝关节周围的穴，肯定主腰背的问题。

《玉龙歌》讲：

> 腕中无力痛艰难，握物难移体不安。
>
> 腕骨一针虽见效，莫将补泻等闲看。

虽说腕骨一针有效，但要分虚实，有些是小肠堵塞痛的，要用泻法；有些是小肠虚而无力的，拉肚子的，要用补法。不要认为腕骨能治这么多病就不分补泻，这样的话效果减半。

现代研究表明，腕骨可用于肌肉疲劳。它是原穴，补虚的。凡是脾胃消化系统，都是主肌肉的，消化好，肌肉壮；消化差，肌肉痿。

所以我再讲讲腕骨主偏枯的另一层道理，腕骨管消化系统，消化系统就是壮肌肉的，因此腕骨就是甘甜益力生肌肉的穴。

腕骨可以泌别清浊，因为小肠就是泌别清浊的，这样黄水、湿水就都去掉了。有些人老运动却不出汗，把腕骨穴拍热针通，那些黄水就可以排掉。

治黄疸、脸上流油、痤疮、脓疮、痈疮，甚至像碗口粗的痈疽，找腕骨穴，因为它是甕骨穴、虎口穴。

人手上有三虎穴，虎口（合谷），虎骨（腕骨），飞虎（支沟）。支沟通大便，是通所有沟的，看猛虎下山的气势和速度，你就不难想象排便何其顺畅。

小贴士

腕骨

【定位】在手掌尺侧，第5掌骨基底与钩骨之间，赤白肉际凹陷处。

【功能】舒筋活络，泌别清浊。

【主治】头痛，项强，耳鸣耳聋，目翳，肩臂疼痛麻木，腕痛，指挛，胁痛，热病汗不出，口腔炎，黄疸，消渴，糖尿病，瘰疬，惊风，疟疾。

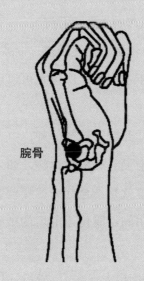

腕骨

第25讲 五枢、背缝、尺泽、曲池

肩脊痛兮，五枢兼于背缝。

肩背和脊柱好痛，选五枢和经外奇穴背缝。

五枢是哪条经的？胆经。带脉五枢连维道，带脉周围，也就是五枢穴位，在人体侧面，肚脐周围，位于下腹部，所以它可以调经止带，调理下焦，调理腰痛。

腰痛，肾结石排不出来，五枢穴朝肾部刺，引过去，绿豆大小的小石块就排出来了。五枢穴，可以增强五脏枢机运转，如果说天枢是给人体上半身装的轮子，那位于督脉的悬枢就是给悬起来的腰背装的轮子，而五枢就是给五脏六腑装的轮子。它位于中间，既位于前后的中间，又位于上下的中间，所以位置非常独特。

五枢如果配上背缝穴，那作用太强大了。背缝穴位于肩胛骨，是经外奇穴。背里头缝隙堵塞了，就会背痛发作。比如学习、工作伏案久了，颈肩酸痛；习劳的老农，长期面朝黄土背朝天，疲劳了，肩胛骨处筋缩疼痛，这时就选择五枢配合背缝。

五枢穴不光能治肩脊痛，如果配合三阴交，还可以治疗痛经，一个近处取穴，一个远处取穴；如果配合太冲穴，可以治疗疝气；如果配合百会、关元，可以治疗子宫脱垂。

《针灸甲乙经》上讲，五枢穴主男子阴疝小腹痛，妇人赤白带下。

《备急千金要方》上讲，五枢穴主少腹痛。

五枢穴相当于小茴、木香。

小茴与木香，肚痛不须疑。

小肚子冷痛，五枢最堪攻。

五枢穴这里做贴敷，或者穴位拍打，可以从侧面解除小肚子痛。

比如一个鼻炎，正面来势汹汹，让你手忙脚乱，我们可以从侧面攻击它。

就像骑自行车，迎面而来，速度很快，需要很大的力量才能让它停下来，但是从侧面只需要用一只手轻轻推一下，车子立刻就倒下去了。

来势汹汹的肚子疼，我们拍任脉五枢，从侧面拍打胆经，真的是一招绝活。《人体使用手册》这本早期中医养生书籍，通篇只讲拍打胆经，按摩三焦经和早睡早起，就这三招，就能把病疗愈好。

五枢穴是壮胆奇穴。《针灸大成》讲，五枢可以主疝癖，疝癖是什么？怪疙瘩，怪结节。怪结节是不是硬的？是硬的。怪病都困难，但困难怕勇汉，你硬气一点，拍打五枢，它就会软下来。

《玉龙歌》讲到：

五枢亦治腰间痛，得穴方知疾转轻。

得到此穴，方知腰痛能迅速转轻。

《医学纲目》上讲，气海、五枢、三里、三阴交，这四个穴艾灸，可以治疗疝气。

现代研究表明，针刺五枢穴，对小腹部麻痹效果好。做子宫切除术，或者腰椎间盘突出的手术，五枢穴这里一针下去，可以加强麻痹的效果。

五枢穴还有促进唾液淀粉酶分泌的功能。

现在有好多人晨起以后口干、口苦，为什么呢？口苦乃胆胃上泛，是因为唾液淀粉酶不够了，分解不了这些浊阴，不能往下润。五枢穴这里，勤拍打过后，晨起口苦就好了。

五枢穴在人体转侧的中点，所以上下有病，前后有病，它都可以治。

背缝是经外奇穴，在肩胛骨，背缝穴主肩背疼痛，用艾灸效果最好。你看背缝穴，跟膏肓穴相近，这个地方艾灸，可以壮背部精油，能让人"虎背"。如果想"熊腰"，那就找五枢穴了，五枢跟腰相连。所以，虎背熊腰配，就是指五枢和背缝。

五枢就是腰者转摇之中枢也。

转摇不行了，就是腰府要败了。

肩脊痛兮，五枢兼于背缝。

肘挛痛兮，尺泽合于曲池。

肘挛痛，就是肘拘挛疼痛，用尺泽和曲池。它们都是合穴，而且都带三点水，所以它们能够清火、消炎，上下火气皆可消。它们位于肘部，肘部通胃部，能以池泽去缓解胃部的拘挛疼痛。

曲池、尺泽，这些带泽、带池的穴位，可以让筋柔软，让骨不刚，让脉和谐，让肉松弛，让皮肤不拘紧。

曲池、尺泽，还可以让心头火自凉，让心比较柔软。

人所有的经脉血脉都是曲的，所以弯曲之处的炎症，就找曲池。颈椎发炎，落枕，找曲池，曲池配后溪，治颈椎发炎。

咽喉脖子发炎，曲池就配少商，少商主咽喉，再加上曲池，弯曲处发炎可治。

阑尾发炎，曲池配足三里。

小肚子发炎，曲池配五枢。

总之，弯曲之处发炎，先找局部的穴，再将曲池加进去。正所谓平常一样窗前月，才有梅花便不同。

有人鼻炎，按迎香解不了。而鼻子也是一个弯曲，里面的弯道太多了，曲池配迎香，立马解鼻炎。

有人眼睛发炎，用目窗没治好，曲池配合睛明目窗，就可以解眼部的红热发炎。

有人子宫发炎，宫颈发炎，取关元、气海、三阴交，但是它们都是直来直去的，还得配曲池，曲池一下去，可以消子宫弯曲之处炎症。

小贴士

五枢

【定位】在侧腹部，髂前上棘的前方，横平脐下3寸处。

【功能】调经固带，理气止痛。

【主治】小腹痛，腰胯痛，带下，疝气，子宫脱垂等。

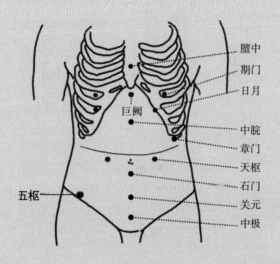

背缝

【定位】在肩胛部，腋后纹头直上，与第4胸椎棘突相平处。

【功能】祛寒温阳。

【主治】肩背疼痛。

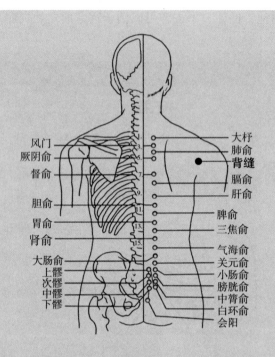

风门
厥阴俞
督俞
胆俞
胃俞
肾俞
大肠俞
上髎
次髎
中髎
下髎

大杼
肺俞
背缝
膈俞
肝俞
脾俞
三焦俞
气海俞
关元俞
小肠俞
膀胱俞
中膂俞
白环俞
会阳

尺泽

见第 23 讲小贴士。

曲池

见第 19 讲小贴士。

肩髃

风湿传于两肩，肩髃可疗。

风寒湿在肩膀上侵袭到肩关节里，叫臂痛。带肩字的穴都能治肩膀的病，像肩髃穴、肩井穴、肩髎穴、肩中俞、肩外俞，还有肩贞穴，能让你肩膀有力，风湿消去。拍打这些带肩字之穴，可以强大膀力。

风寒湿为什么会传于两肩，因为发汗少。

中医治疗肩周炎，就以桂枝汤或者黄芪桂枝五物汤为底方。我屡试不爽，慢性肩周炎几乎没有不取效的，只是有些人需要多吃几服药，有些人两服药就好了。

我的秘诀是什么？黄芪桂枝五物汤加鸡血藤、威灵仙各 20 克。鸡血藤通的是血脉，相当于血海；威灵仙通的是经络，相当于八会穴。威灵仙相当于八脉交会穴，所有的络穴，宣风通气，无孔不入，无处不到。

我治疗过一个理发匠，他的手和肩部不展，没办法拿毛巾，也举不起来。我说，桂枝汤加黄芪 50 克，鸡血藤和威灵仙各用 20 克。一剂下去就好了。

风湿传于两肩，桂枝汤通两臂。如果再懂得张仲景的导引吐纳，拍肩髃，就能有强大的臂力，就可以开弓。肩部太重要了，你看八段锦，两手托天理三焦，左右开弓射大雕，两手托天能开肩髃、肩井，左右开弓也开肩髃。

肩周穴，可以调脾胃，理三焦，手少阳三焦经和脾胃经，它都可以连到。

肩髃穴是哪条经的？手阳明大肠经。它在肩峰前下方凹陷处，挑扁担的时候会压到这里，所以它是担当穴。

在古籍上，此穴有很多别名，称为偏肩、偏骨或肩角。

髃是什么？靠边沿的地方。肩髃刚好在肩角，肩角之处可不简单哦。肩关节以及周围软组织疾患，它统统可以改善。如果说曲池是小弯，那肩髃就是大弯。曲池调小肠，小拐角和阑尾；肩髃调大肠，大拐角和胃大弯。所以胃小弯有问题刺曲池，胃大弯有问题要刺肩髃。

上肢不遂，上肢活动不灵活，笨手寻肩髃，笨脚寻环跳。

如果有人环跳痛，刺哪里？刺它对侧的肩髃。左环跳痛，刺右肩髃；右环跳痛，刺左肩髃。假如有人左肩髃痛了，就刺右环跳，这叫缪刺法。

肩髃配肩髎，可以治疗肩周炎。

肩髃配曲池，可以治疗瘰疬。

肩髃配曲池，弯弯曲曲的水，加上肩髃，非常圆润，可以让瘰疬、硬结变圆滑，它是消瘰的。消瘰要通肠，除积需降浊。

肩髃配阳溪能治疗风疹。吹风就起风湿疙瘩，身上抓一下就显出一条条红色的抓痕，就要用阳溪配肩髃。

文献记载，肩中热，肩髃主之。古人认为，热乃炎之渐，炎是热之极，热到极处就发炎了，怎么办呢？肩髃，可以清肩周上火。

《百症赋》讲，

> 肩髃阳溪，消瘾风之热极。

我发现，凡是隐病、隐疾，可以用肩髃配曲池。曲池是肘部的拐角，肩髃是肩周的拐角，这两个穴专治拐角问题。中医认为角弯之处，多是容邪之所。

肩髃不单对治瘾风疹疾，还对子宫拐角处长肌瘤，卵巢拐角处长囊肿，胆肝拐角处长结石，膀胱结石堵拐角，均有疗效。就是以弯治弯，以曲治曲，以角治角。

《针灸大成》讲，肩髃主颜色枯焦。

肩髃，属手阳明大肠经，阳明主头面。肩髃热敷，有助于美颜、美眼角。左肩髃热敷，有助于去除右眼角的斑；右肩髃热敷，有助于去除左眼角的斑。

颜色枯焦四个字很值得琢磨。枯是干枯，人干枯后就会焦虑，所以肩髃穴间接可治焦虑。十焦九枯，十个焦虑的人九个气血虚，暗耗掉了。

妇女在哪个阶段脾气最差？更年期。还有呢？月经期。为什么？这两个时期气血跑了，她就容易情绪波动。

《外科大成》讲，肩髃主乳痈，乳毒跟乳岩。

乳痈捏下去是软的。乳毒的时候，聚在一起的，就发红发黑了。乳岩的时候，已经变成像石头一样坚硬了，这时就非常难救了，已经病入骨髓了。

应该早点拍肩髃，效果非常好。

有人说，我年纪轻轻，动不动就拍肩髃，像老年人养生似的，有点不合时宜。

我发明了一个动作，既可以练到肩髃，又不会让年轻人觉得尴尬。练打羽毛球的挑球动作，一下一下不断地往上挑，肩髃就会火热，还不会伤到肩膀。

想对腕关节好，就练托乒乓球这个动作，不断地托。

《铜人经》讲，偏风，手动不了，要久灸肩髃，得灸七七四十九壮。但是不可以再过了，七七壮止，然后第二天再来。

《针灸大成》讲，呕吐不止，也可以用肩髃，可以降肠。

现代研究表明，针刺肩髃穴，体内的末梢血液循环会增强，如果有手酸麻痹痛的，针灸肩髃这里，手会发暖发热。

肩髃还可以抑制炎症的反应，使组织的水肿减轻，可以恢复心脏功能。肩髃治心脏，为什么呢？心跟小肠相表里，肺跟大肠相表里，所以大肠经上的肩髃穴，对心肺都非常好。

大肠经的肩髃，下络大肠，上膈属肺，可以治肺的病，像肺气肿，不妨多拍、多灸肩髃。如果一个人肩周炎发作了，他的肺功能也开始减退了。

小贴士

肩髃

【定位】在肩部，三角肌上，臂外展，或向前平伸时，肩峰前下方凹陷处。

【功能】疏经通络，理气化痰。

【主治】肩臂疼痛，上肢不遂，项强，齿痛，瘰疬，瘾疹，肩关节周围炎等。

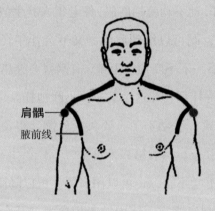

肩髃——

腋前线——

关冲

雍热盛乎三焦，关冲最宜。

关冲是三焦经的井穴。什么找三焦？疑难杂症找三焦，水道不利找三焦，三焦为水火气机运行通道，所以焦虑不安也找三焦。如果最近经常焦虑不安，赶紧拍打三焦经。祸不单行寻三焦，记住这句口诀。它可以减轻焦虑，同时达到安详的效果，安详息百病嘛，安心之外无药方。三焦就是安心的，上、中、下三方面都处于焦虑、焦急、焦苦、苦燥状态，快烧焦了，找三焦经，它是最厉害的退火经，所以雍热盛乎三焦，热很盛的。

有一个患者找我治咳嗽。我问他什么时候咳嗽，他回答，中午。

中午属火，中午咳得很厉害，热咳三焦火，我给他用三黄片，三黄片是泻三焦火的。三黄片就是足三里，就是关冲，就是天枢，利三焦，通肠腑，降胆胃，吃一次就不咳嗽了。

他说，我上网查了一下，这个三黄片是治便秘的，怎么还能拿来治咳嗽？

我说，你属于热火咳嗽，只要是热火引起的，不管是便秘，还是咳嗽，长痤疮，咽喉痛，手指头肿，通通用三黄片。

我读大学那会儿，当时考研，我的舍友比较焦虑火燥，根本没有办法静下心来学习。

我说，买点大黄、黄芩、黄连，黄柏也可以，各取 5 ～ 10 克泡水，这不光是他一个人能喝的，整层楼，乃至整栋楼，只要是长痘生疮的，一喝就平下去了。

为什么泡水不能煮？泡水取其气，煮了就会泻大肠，是治疗便秘、肛周炎和阑尾炎的。泡水可以取上焦的清气，清头面火。眼睛本来是清澈的，读书熬夜变浑浊了，甚至是脸色暗沉发黄，灰蒙蒙，满脸流油，用三黄汤。记住一定是泡水喝，效果非常好，只要是热火型，脉跳得很快有力，皆可服之。

我现在看病为什么那么快，有些事情我不需要知道，你也根本不需要跟我反映，我一切到脉是快有力的，三黄汤；是慢而没劲的，理中汤。

三黄汤就是从头到脚通三焦，洁净六腑，推陈出新。

理中汤就是从肚腹到头，暖阳壮脾胃，温四肢。

壅热盛乎三焦，上、中、下都发炎，只要出现焦虑、爆疮的，汤药就用三黄汤，穴位用关冲最宜。

三焦壅盛，火气大，病机十九条里讲：

诸禁鼓栗，如丧神守，皆属于火。

神好像要消失了，就要注意降服火。

关冲是手少阳三焦经的井穴，井主心下满。冲是什么？是说邪气可以从这里冲出去，像太冲、少冲、关冲，这些都是邪气的冲口。这些地方刺络放血是泻邪气的，可以退热、退火，泄热开窍。

三焦壅盛，病象特别多，比如偏头痛，突然痛起来，头痛欲裂，想用头撞墙，三焦、关冲放血，头风就下来了，所以关冲放血可以治疗雷头风、偏头痛。

生气以后，耳鸣、耳聋，耳嗡嗡响，少阳肝胆火气冲耳。如果耳鸣、耳聋有两三年了就要用杞菊地黄丸配合补中益气丸，朝服补中益气丸，晚服杞菊地黄丸，两三年的耳聋、耳鸣就会好。如果耳鸣、耳聋是近几日出现的，前两天去参加同学聚会，回来后耳朵嗡嗡作响，只因聚会太高兴，很激动，又多喝了两杯，关冲那里刺络放血，一放耳朵的压力就走了，耳鸣、耳聋得到改善。

把手伸出来，关冲在哪根手指？无名指。如果把手掌看作是一个头，人的头顶在中冲，那么两边的耳朵在哪里？关冲跟商阳。所以记住，耳朵上火发炎，关冲和商阳放血。这就叫掌中全息图，又叫额面图。

耳朵不舒服，推商阳和关冲，两边耳朵立马好用了。

中医里面，凡是穴道里头有门、户、关字的，像风门、魄户、关冲等，这些都是精气出入之所，是内外沟通的地方，可以沟通表里气机，有发汗、解表、疏肝理气的作用。

发汗、解表就沟通内外，疏肝理气就沟通五脏六腑。

所以关冲这个穴非常厉害，不要轻易去开，也不要轻易去关。比如说你出汗了，此时关冲是开的，有利于一些邪气和身体一些代谢产物排出来。凡物碰到火就暖开，碰到水就收紧，你突然把手泡在水里，一寒 冷，关冲就收住了，关闭以后，代谢产物和邪气就出不来，手上将来就会形成一粒粒水疱。

《针灸甲乙经》讲到，关冲这个要穴可以治疗耳鸣耳聋、下巴肿、下颌肿，以及肘痛。只要是心烦的，并主心下满，既有热又有痛就找关冲，因为关冲是井穴，是三焦经的井穴，所以它可以泄热，相当于三黄泻心汤，本领高强。

《千金方》讲到，关冲能够主喉痛，就是扁桃体发炎。三焦壅盛，先表现在喉，为什么人一上火就咽喉痛？因为火是往上面烧的，火曰炎上，一上火就焦虑，一个焦虑一个火，两个焦虑就发炎了。

炎症是上面无形的心火，是下面有形的肠胃堵塞的煎炸烧烤之火，你肠胃没有堵塞，心又保持开朗，怎么会发炎，好难啊，真是欲一炎而不可得啊！

《针灸大成》讲，目生翳膜，白内障，用关冲，非常护眼，常搓关冲可以缓解白内障。晚上看不清东西，你搓井穴，搓得滚烫发热，眼睛就亮了。

《玉龙歌》讲：

三焦邪气壅上焦，舌干口苦不和调。

针刺关冲出毒血，口生津液气俱消。

"毒液"一出来，口就甘甜了。所以只要出现了口干、口苦、口臭、口杂味多，拿缝纫针出来，用酒精消毒也好，热水消毒也好，消毒后在关冲这里，刺下去，挤出黑血，口臭感就消失了，口水就比以前甜了。

一个人健不健康，吞口水看看，很难下咽的，生病状态；吞下去很甘甜的，自饮长生酒，健康，所以这叫口水识健康法。

现代多用关冲穴治疗热病中暑、血管性头痛、结膜炎、扁桃体炎、腮腺炎。它是救火要穴，一切有火症状的它都可以治。

小贴士

关冲

【定位】在手无名指末节尺侧，距指甲角 0.1 寸处。

【功能】泻热开窍，清利喉舌，活血通络。

【主治】昏厥，热病，头痛，目赤痛，咽喉肿痛等。

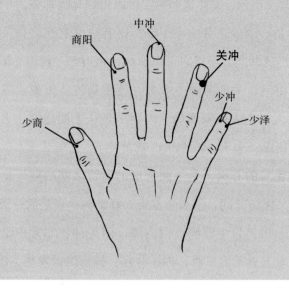

第28讲

中渚、液门

手臂红肿，中渚液门要辨。

中渚、液门属于哪条经的穴道？三焦经。三焦像什么？像河流，它是决渎之官，源源不断流通水液津液叫三焦。

中渚是输穴。液门是荥穴。

手少阳三焦经有多少个穴位？二十三个。

关冲液门中渚旁，阳池外关支沟正。

中渚像河流的中州，渚通堵，就像活塞一样；液门是增液的门户，补充液体的，可以消除这些堵塞。

少阳三焦经通过手臂，手臂红肿，通常有两个象：一个是红火的热赤之象；一个是肿硬的结节之象。

红乃热，热火之象，用液门，它是荥穴，荥穴带水，可以清热；肿之象，选中渚。

此为治手臂红肿之法，硬肿取中渚，火红选液门。

中渚，又叫中洲，对应人体就是血栓。所以中渚跟液门可以治血栓，如果体内有血栓堵在狭窄之处，赶紧针中渚，一针下去，中渚一通，血栓就分解融化了。

三焦经，大而无外，小而无内，无处不达，无所不到，皮肤以内，脏腑以外，皆是三焦布满之处。

小肠经，又称太阳，无处不到，所有脏腑的营养都到小肠里来，万物生长靠供养，失去供养不生长。肠通畅，身体各处不畅顺的，就用小肠经。

中渚主治结节，液门主治火热。

手部经络操中，小鱼际互敲，就是敲中渚和液门的方法。有个精神失常的人，通过敲经络精神稳定了，就是靠小鱼际对敲，敲手太阳小肠经。

敲经络治疗疑难病症的案例，在报纸上、网络上时有报道。

这个手臂，在全息里头对应的就是头颈部。

所以颈肩疲劳、肩周炎、颈肩综合征、颈肩手臂的炎肿，就选择中渚和液门这两个对穴。它们在中药里头相当于丹栀逍遥散，清热散结。丹皮、栀子可以清热，逍遥散能够散结，用于治疗肝气郁结。还有治疗瘰疬的消瘰丸，消瘰丸由玄参、贝母、牡蛎组成，是治瘰疬的要方。玄参就相当于液门，贝母跟牡蛎都能散结，相当于中渚。

液门主治咽痛、目涩，像眼药水一样，目珠红肿就会干涩，液门可以增液。

手少阳三焦经连络在侧面，眼睛干燥、偏头痛，津液不足的，可以多按。

把手指视为头，掌横纹的上截是心胸，下截是肚腹，那么液门和中渚，刚好就在心胸处，所以它对治心胸的疙瘩结节，效果特别好。

手上的穴位偏上，主心胸部；脚下的穴位，肚腹三里留，偏向于主肚腹部。

河的中间堵了大量的泥沙，就会形成一个个的小沙洲，时间长了，会堵住河道，叫"中渚"。有些人脑部梗死，偏头痛厉害，中渚下一针，或者平时不断地用中渚敲劳宫，可以治疗脑部血管梗阻。

有一个患者鼻子里长了个鼻痔，要去动手术。

我取迎香和中渚，连续给他扎半个月，气机就通了，虽然没有掉，但鼻痔居然枯了。

还有患者说，舌头老爆火山，什么叫爆火山？就是口腔溃疡，爆火疮。

疮就是肿结，发热。红肿发热，就用液门和中渚。

但是要仔细分辨，是红多还是肿多。红多就多用液门，荥主身热；肿多就在中渚下重手，因为中渚是输穴，可以将这堵塞之处疏通。

如果梅核气怎么办？梅核气，咽喉堵塞了，可以用中渚配合咽喉周围的一些要穴，如天突。

用中渚去按摩天突，虽然这个动作很别扭，但是正是通过这些关节扭转，达到疏通经络之效。

人需要各种动作，去调养身体，像马王堆出土的导引图，有几十个动作，正是这些五花八门的招式才可以练脏腑。

我再讲一个案例，五经富收垃圾的一个大叔，跟在拖拉机后面，负责把垃圾倒到车上。

最初他百病缠身，走路走两三步就气喘吁吁，楼梯上不了，身体肥臃。因为这份工作每个月有丰厚的补贴，即使一身病，他也咬牙坚持。过了一段时间，他越来越灵活，动作敏捷，一天下来，整个五经富从头跑到尾，脸不红气不喘，前几天去测很多指标都正常了，血尿酸也降了，现在吃嘛嘛香。看来真是没有汗水淌，哪来饭菜香。

为什么能够达到这效果？他每天收垃圾的时候，要先蹲下去，再把它抬上来，蹲下去降浊阴，抬上去升清阳，天天就是这两个动作，蹲下去就是两手攀足固肾腰，抬起来就是两手托天理三焦，所以肾腰跟三焦都照顾到了。

刀不磨不亮，人不练不壮。

凡是有关液体的，如汗液、尿液、唾液，都属于液，液出之门，叫液门。

有些人说，自己不爱出汗。

伤寒无汗，液门配复溜，可以让你出汗很顺溜，要记住哦。

尿道不通呢？那就液门配膀胱的募穴——中极，中极配液门。按中极，膀胱打开了，可是水没下来，按液门能让尿下来。

糖尿病消渴，咽干口燥，唾液分泌减少，消化不好导致大分子物质溶解不了，就会变成血糖、血脂、血尿酸，乃至血液里头的包块。液门增液，增口中的金津玉液，唾液淀粉酶就多了，到了肚里，溶解食物就猛了，那些结节就会消散了，液门是走这条路的。

小贴士

中渚

【定位】在手背部，第4、第5掌指关节后方凹陷中，液门穴直上1寸处。

【功能】清热疏风，舒筋活络。

【主治】头痛，目赤，耳鸣，耳聋，咽喉肿痛，手臂红肿疼痛，以及肘间神经痛等。

液门

【定位】在手背部，第4、第5指间，指蹼缘后方赤白肉际处。

【功能】降浊升清。清头目，利三焦，通络止痛。

【主治】头痛，发热，目赤，耳鸣，耳聋，咽喉肿痛，指臂挛痛等。

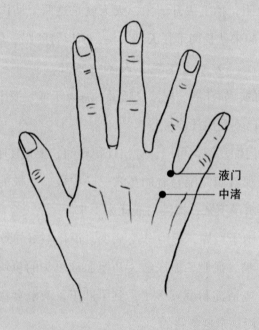

液门
中渚

腕骨、中脘

脾虚黄疸，腕骨中脘何疑。

脾胃虚了，有黄疸，一般有两种情况，实则治其肝胆，虚则区其脾胃。

有些肝胆经堵塞的，胆道堵塞的，黄水就会泛溢到皮肤，这种叫木强的黄疸。如同黄河口堵塞，水从堤坝溢出来，泛滥成灾。这时需要用茵陈蒿汤之类的，疏通肝胆管道，令黄水消退。

有一个胆结石发作的患者，浑身发黄，后来胆结石虽然打掉了，可是经络不通，还是浑身发黄，黄浊退不了。我给他用茵陈蒿汤和五苓散，小便量大增，黄水大退。

这是黄疸在肝胆的，还有在脾胃的。

有些患者，皮肤说黄不黄，说不黄又比平常人要黄，痿黄的，就这句歌赋："脾虚黄疸，腕骨中脘何疑。"

中脘穴属任脉，是八会穴之腑会，可以通六腑，可以降浊，可以将所有的黄水都从中脘里头排走。

腕骨穴属于哪条经？小肠经。小肠经可以流通水湿，泌别清浊。

腕骨是什么穴？五输穴的原穴。原动力最足，可以疗手腕之难移。

身体内的黄水要通过六腑走出体外，要转很多弯，腕骨就有助于转弯，它是转弯之骨，能让这些黄水绕过弯弯曲曲，最后顺利排出体外。

中脘是中土穴，培土的穴，能够加强六腑的土力，所以艾灸中脘穴治胃下垂是最好、最快的，就是补中益气汤。

腕骨配合中脘，腕骨是加强河堤的钢筋水泥，中脘是加强河堤的土肉，脘者，完肉也，可以让肉完满。

有些损伤性的疾病，伤口难愈合，疮口溃疡，选择中脘穴艾灸，中脘穴跟足三里是长肉二要穴。

有些人得了糜烂性胃炎，胃溃疡，嘴角溃疡，半年都好不了，艾灸中脘，生肌长肉，可以让残肉复全。

还有这心慌掉气，瓣膜脱落，这些瓣膜是什么？它是肉跟筋，筋肉组织，它虽然在心里，但依然归脾胃所管。要让心脏的肉长得好，那肯定是要取脾胃穴。你不能光取心脏穴，你取了心俞，效果不理想，那你还要在脾俞、胃俞上艾灸，在中脘跟足三里上艾灸，就有助于长心脏肌肉。

有个学生问我，曾老师，医生说我瓣膜关闭不全，我总是心慌、心悸，掉气没劲，容易受惊吓。

我说，不要紧，艾灸肺俞、心俞，然后再灸脾俞、胃俞、中脘和足三里。

学生很疑惑，为什么要加中脘和足三里？我的胃没有问题。

我说，土主肌肉，心脏也是肌肉组织，你现在是心肌劳损。

我给他开补中益气汤加桂枝汤，强心跟健脾胃，桂枝汤就是心俞，补中益气汤就是中脘、足三里。吃了半个月左右，心慌、心悸感全部消失了。

另外，对于腰肌劳损，我也最喜欢用补中益气汤，专门修复肌肉亏损，也就是中脘。

艾灸中脘，可以让人平缓，起到长期持久缓和的作用。

治口腔溃疡，我用封髓丹，重用炙甘草 30 克，黄柏 10 克，再加砂仁 10 克。口腔溃疡，嘴里烂又冒火的，炙甘草一下去，就把烂肉处给封住了，就像中脘一样，土能伏火。重用炙甘草跟砂仁就可以将火伏下来。

再用小剂量的黄柏，把火焰清掉。

小用清凉，重用甘温，这是脾胃大家李东垣先生讲的，甘温除什么？除大热。这种大热并不是炎症那种热，而是身体虚以后，透支的热，中脘可以缓之。

脾虚黄疸，腕骨中脘何疑。不要怀疑这两个穴位，它们可以让胃肠通畅，胃肠肌肉丰满。

一个人想要身体健壮要过三关：饮食关、运动关、心态关。

第一是要过饮食关。要饮食均衡，好吃不多吃，次味不少吃，但取营养够，自制寿命长。好吃少睡，增命增岁。贪吃贪睡，多病减岁。三关一过，就会获得健壮的体魄。

小贴士

腕骨

见第 24 讲小贴士。

中脘

见第 18 讲小贴士。

复溜、合谷

第 30 讲

伤寒无汗，攻复溜宜泻。

伤寒有汗，取合谷当随。

外感邪气，得伤寒了，看是否有汗，有汗用合谷、复溜，没有汗就用复溜。

已经有汗了，要用合谷固一固，别出大汗。合起来，就固住了。

如果汗出不来，就取复溜，复溜就像火麻仁、瞿麦，一下子就让你的津液溜起来，结石就像装了轮子一样，穿上溜冰鞋，溜了。

合谷像金樱子，像大枣，大枣放置两三年，掰开里面还是润的，普通的木头块跟果实放个十天八天就干瘪了。

甘麦大枣汤，跟玉屏风合在一起，大汗淋漓的，一吃就收住了。甘麦大枣汤中的炙甘草，甘甜益力生肌肉；浮小麦能够入心，在肌表，可以巩固，浮小麦的壳有合的作用，像金钟罩一样。

所以浮小麦、大枣、甘草，再加玉屏风散，六味药一下去，再加合谷艾灸，气虚自汗，收都收不住的，汗马上收，非常管用。

复溜有疏通之意，非常有助于精气神的流动，它可以恢复心脉的跳动。

胸闷的人通常脉涩，按复溜，再加太渊，恢复心脉溜动之象。

复溜是攻瘤大穴，气滞血瘀容易形成瘤。复溜能使气血加速流动，断无长瘤之理。

流水不腐，户枢不蠹，动也。

流水不容易腐臭。门轴，经常开合的，蛀虫都不喜欢到那里去。复溜穴就是枢纽，恢复津液流动，令肌肉不腐，骨节灵活，不长骨刺骨垢。

有一种病叫蛀骨病，就是骨节会像朽木一样，逐渐趋于坏死。

此时我们必须要抓紧用复溜，复溜属肾经，肾主骨，它可以恢复血钙的流动，输送到需要的地方去。

复溜这个穴用法非常宽广，周身之气，通而不滞，血活而不留瘀，气通血活，何患疾病不愈。

复溜又叫复白。人们通常以黑白来形容阴阳，白其实就是阳，黑就是阴，复白可以恢复阳气，让人脸面光洁，所以它是美容要穴。

你看一个人脸色非常不好看，用复溜，恢复血脉流通。体内积存的一些痰饮水湿，会借助肾溜走。

复，通埋伏的伏，深深的埋伏，溜通流动的流，复溜是经穴，也就是说这个穴是深层次流动的，好比地铁，或者海底隧道，地下的隧道。相对而言，太渊就相当于地表的车辆流通。

太渊属肺经。身体表面胸膈以上的地方如果不通，你尽量用太渊，推太渊，太渊在上肢，负责胸肺、头面的血气流动。而寸口脉和太溪脉摸下去，流通不利的，一定要用复溜，补肾育阴，温阳利水。复溜是阴阳并补，通调水道，润泽百骸。

糖尿病，消渴病，干渴，喝得多，尿得更多，晚上咽干口燥，一定要取复溜，它可以恢复口舌生津，滋阴温阳。

热病取复溜。复溜是经穴，经穴是流动不休的。一块热铁温度再高，放在流水里一会儿就凉了。所以复溜可以带去很多热，叫阳随阴去。

三伏天，天气闷热，心情再烦闷，更加躁热，赶紧搓复溜，或者晚上睡前搓复溜，晚上搓白天就不会烦躁、焦急。所以复溜是抗焦虑穴，百合、地黄都是抗焦虑药，其实复溜就相当于百合地黄丸、百合地黄汤，专门降肺，降金生水，缓解焦虑，它是金水相生的要穴。

只要是汗症，无论无汗、少汗，还是多汗、大汗，复溜、合谷一起用，两个穴位同时按，就治汗症。

治水肿，可以复溜配两个俞穴：肝俞和脾俞，肝硬化用肝俞，腹水就用脾俞，脾主大腹，复溜让水恢复流动。艾灸肝俞、脾俞、复溜三穴合用，专治肝硬化腹水，汲水的功能就会加强。

这三个穴组合搭配，能治好多病，除了肝硬化腹水，还能治前列腺炎、盆腔积液。

有的人总是后半夜起来拉肚子，这叫五更泻。晚上拿风湿膏贴复溜和命门、肾俞，或者艾灸，就没事了。记住晚上不要睡凉席、竹席，肚子要拿被子盖住，就没事了。脚可以凉，但肚子不能凉。要注重养生，注重艾灸穴道。

为什么会水泻？因为水没有走膀胱，而走了大肠。用复溜，让水到膀胱里来，复溜配膀胱俞，膀胱的募穴——中极穴，可以治水泻。

如果双腿肿得像萝卜一样，肿是因为身体阳不能气化，所以水流不出去，肾俞、脾俞，可以助阳气化，复溜再将水分流。

不通才会肿，不管什么部位肿，复溜都管用。比如跟别人打架，眼睛打肿了，复溜配睛明；鼻子肿了，复溜配迎香；嘴巴肿了，复溜配地仓；下巴肿了，复溜配承浆；耳朵肿了，复溜配耳门；如果头被打肿了，起一个包，复溜配列缺。打到肚子，肚子胀，就用复溜配关元和气海；胸口闷，复溜配膻中、巨阙；胁肋痛，复溜配期门；后背受伤，复溜配背俞穴。

复溜，相当于什么？三七配红花。流通气血，无处不达，恢复循环，快乐身家。它是肾经穴，所以还有补益之用。

复溜还主久咳。因为初咳在肺，久咳在肾。百种咳嗽都是气不顺，复溜就是顺气穴，也是活血穴。

伤寒有汗，取合谷当随。

合谷又叫虎口、山谷，它是原穴，原动力极强。它是吞噬能力相当强的一个穴，所以胃口不好，取合谷。

合谷这里，平时多敲击，多拍打，使它丰隆起来，脸就会往上拉，面口合谷收嘛。好多明星去拉皮，做脸，其实你只要学会合谷拍，那就是拉皮了，会让你的脸变得更加青春，不容易松弛衰老。所以合谷穴，也是美颜的要穴。

这一讲讲的两个穴都是美颜的，为什么？因为它治汗，合谷跟复溜，是调汗孔开合的。汗水就是最好的美容药，微汗一出来，脸色就有光泽。

《针灸甲乙经》上面讲，合谷主什么？主唇吻不收。中风以后口歪了，口水漏下，合谷一针下去，收口角，收口水。

你看那孩子老流鼻涕，老流口水，艾灸合谷，练合谷的握力。虎口力大，老虎口中食物怎么会轻易放掉。合谷力练好了，津液不会乱跑。所以皮肤流汗，鼻角、眼角、口角流水了，都是用合谷。

有个老人，总是迎风流泪，吃了好多枸杞子、菊花、黄芪，都没效。

我说，你去劈柴吧，自己家的劈完了，就帮邻居劈。

他很听话，不经意间半个月过去了，迎风流泪的现象没了。

因为他合谷力练成了，一旦合谷力练成，津液就不敢乱跑了，不然光喝黄芪、金樱子、枸杞子、菊花，没有去固津液，很被动。

合谷能固摄，谷通固，一切不固摄之病，合谷主之。

尿频尿急，也可以艾灸合谷。

小贴士

复溜

【定位】在小腿内侧，太溪直上2寸，跟腱的前方。

【功能】补肾益阴，温阳利水。

【主治】腹胀，水肿，肠鸣，泄泻，盗汗，自汗，脚气，腿肿，足痿。

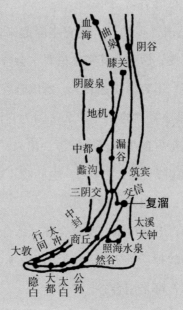

合谷

【定位】在手背，第1、第2掌骨间，第2掌骨桡侧的中点处。

【功能】镇静止痛，通经活经，清热解表。

【主治】发热，头痛，目赤肿痛，鼻衄，血渊，咽喉肿痛，齿痛，耳聋，面肿，口眼㖞斜，中风口噤，热病无汗，多汗，消渴，黄疸，痛经，经闭，滞产等。

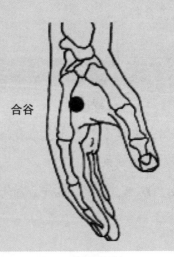

合谷

第31讲 足三里、复溜

　　　　　　欲调饱满之气逆,三里可胜。

足三里,可以治疗心腹胃脘部饱满撑胀。

　　　　　　浊气在上,则生撑胀。

我那天碰到上车村的阿叔,他说每次坐车都晕车,现在看到车就恐惧。

我给了他姜片和姜贴,姜片含在嘴里,姜贴剪成小块,贴在足三里和内关。

一个星期后他回来了,这次出门没有晕车。

为什么会晕车呢? 浊阴在上,则生撑胀。

晕车的人脉象憋紧,气上晕。用足三里和内关、就能治晕车。足三里就是晕车穴,还可以治霍乱吐逆。

以前我在县城读书的时候,很多同学读书很拼,营养又没跟上,人就会比较消瘦,体质不好。

每次寒暑假回来,刚开学两三天,有的吃不下饭,有的呕吐,有的拉肚子,各式各样都有。

但是我没事,因为我平时有练单杠的习惯,那个时候我一口气可以做五十个双杠臂屈伸。

我出门在外,有带藿香正气的习惯,所以那时同学们呕吐、泄泻,我随便打开两支给他们,一吃就没事了。我们五经富人都有这意识,出门在外,必备藿香正气。

有的人不敢喝,怕出问题,可以先试三滴,如果没事再喝。

藿香正气可以调饱满之气逆,入肠胃经,入足三里,所以足三里穴就是藿香正气。这个地方常按，会放屁。为什么？因为香味可以将恶气辟下去，用正气将邪气压下去，降浊，所以芳香辟浊，辟恶邪气。

欲调饱满气逆，三里可胜。三里可以胜任饱满气逆，如果高中时期我懂得按足三里和内关，那么我就可以少用很多藿香正气。

小孩子闹脾气，不吃饭，找中医针刺足三里、复溜，几针下去，孩子气逆感消失了，胃口也开了。

再不行，用艾灸灸一灸就会改善。

下腹部胀满，心肝堵郁，头脑会抽搐疼痛。有不少的头痛，其实是假头痛，是肚腹里头堵塞，心胸闷也是假象，腹中不通，可产生九种心痛，实则是痛在胃脘。其实都是胃病，找点砂仁、肉桂、木香和冰片，打成粉，那就是治心丸，治心胃。

古代认为心脏是心，胃也是心。为什么？因为胃在人体躯干的中心，所以它叫中心，心脏叫核心，是人体的源动力。

我前段日子帮朋友看一张心电图报告单，上面跳得乱七八糟，我让他吃二陈汤、四逆散，两剂下去不到十块钱，再去复查心电图就恢复秩序了。

为什么？紊乱是因为情志激动，再加上肠胃不好，不能往下顺。因为心胃相连，火能生土，心火能生胃之阳土。二陈汤让胃顺了以后，心就不堵了，所以就不慌了。

四逆散能让肝顺，木能生火，肝顺了心就舒服了。所以四逆散合二陈汤，通治心脏堵郁的疾病。因为心脏堵有两个原因，一个是情志的郁堵，另一个是食物的堵。生气了，心会难受。吃撑了心也会难受

好多郁结的女性，经常会觉得胸闷，四逆散一下去，心脏立马舒服了，整个人也开心了，感觉神清气爽。四逆散就是开心汤，开的是肝，肝木能生心火，所以用四逆散疏肝后人很精神。

二陈汤能让心脏血管上面的黏垢、油腻和粥样硬化溶解掉，顺着血管将其搬运到肠胃并排出体外。

足三里可治食逆和气逆，相当于用二陈汤，再用四逆散相当于用太冲，就将心肌缺血、心跳紊乱、悸动不安等病症解除，手到擒来，小菜一碟。

足三里还可以治血逆。有个人中风以后，脑部有瘀血，过去好多事记不住了，来找我治疗。我说得花一个月的时间，要天天足三里疤痕灸，灸烂它，流脓水，好多人一听到这些，转身就走，不治了，可是他很信任我，所谓疗效源自于信任。他每天坚持找我治疗，灸烂了右边灸左边，那些脓水一拔出来，他觉得大脑轻松了，好像大脑里的压力，全从足三里抽走了。

艾灸足三里，可以缓解中风后遗症。脑梗死血瘀在脑，为什么血瘀血逆也可以用足三里？因为血逆都是源于气逆，气逆以后血也会逆，气不往上走，血就不会往上走。气血并走于上，发为大厥。足三里，能够引气入土。气往下走了，血自然下行，所以血逆也可以治。

还有第四种逆——痰逆。足三里配丰隆是治痰要穴，哮喘咳喘，痰多的，足三里穴位敷贴，足三里推拿或者拔罐艾灸。今天做了，到了晚上，痰咳不敢说根治，起码减轻。连续不断地减轻，就是根治，所以要坚持每天做。

王道无近功，渐行终必至。

只有你坚持不懈地去做了，最后才会成功。

庵背村的一位老人，晚上哮喘痰多，我给他艾灸足三里，灸完以后，痰几乎没有了。他很好奇，问痰都到哪里去了？我说，全部都收到足三里去了，像龙入于渊一样，龙在天上就行云布雨，一旦潜入深渊，就阳光明媚了。

所以足三里这个穴，能够导龙入海，它可以治饱满气逆。

三里还可以治什么逆？火逆。上火也要找足三里。因为气逆，气有余便是火，你不断地生气，憋闷，就会闷出火来。平时不讲话，一讲话就雷霆狮子吼，闷人出豹子，怎么办？找足三里化解。

当时我在读书的时候，有一个患者口腔溃疡，晚上又睡不着觉，非常苦恼，而且手脚摸着冰凉的。他说，热药吃了上火，凉药吃了拉肚子，不知如何是好。

我们有位老师，很厉害，他给我们施展了调寒热法，他拿出艾条，还有黄连上清片。黄连上清片减半剂量吃，而且在嘴里含久一点，不要用水直接送服，取它清上焦；再艾灸脚，取它暖下焦。清上跟温下，手脚一暖以后，火就往下走，上面一清，炎症就不往上发了。

三天以后，那人口腔溃疡好了。

还有一种，有些人艾灸上火，为什么？因为艾灸完，他没有封按，没有封穴。灸太冲、合谷、大椎这些，灸完以后，要灸足三里，足三里是最后的封穴，一封下去，就不火、不燥了。

所以足三里又叫封穴，能够伏火，让火埋伏起来，不会散掉，那么这人讲话就有中气，思辨就有能力，打拳就有体力魄力，习劳就有干劲，这些全源于足三里能够封火，又叫封髓。潜阳封髓丹中砂仁、甘草就相当于足三里，再加黄柏，黄柏就是上清，砂仁跟炙甘草重用，就是下封，所以对于炎火往上烧的，足三里也管用。

说了这么多，欲调饱满之气逆，真正的气逆是什么？是神。管形的是气，管气的一定是神。

有些失眠不安，按足三里可以安。土能伏火，人多火消瘦的，按足三里能让瘦人变壮，越消瘦效果越好。足三里就是变壮的要穴，满壮的穴，足三里、丰隆一按，人的土气就会增多，火气就会稳定下来，土主缓，缓慢之气增多了，人会慢慢丰满起来。

足三里也是缓穴，可以治急病、躁病、焦病、紧病、不安病、烦病、怒病，一切拘急之象，足三里皆可治。足三里就是芍药、甘草，芍药是缓急柔筋的，就是承山，承筋；足三里就是炙甘草，是缓急的。

一个人纯寒纯热了，要寻什么？寻甘草来缓其力，甘草就是足三里穴，是缓急的。

如果你性躁心粗、尖酸刻薄、好与人争、焦虑烦躁，一切急躁生火之象，足三里皆可缓之。

足三里可以调饱满之气逆，是人体十大要穴，所以要好好开发这个穴，效果会令你惊讶。

要起六脉之沉匿，复溜称神。

六脉，寸关尺叫三脉，左右两边就是六脉，所以双手切脉，就是切六脉。

左右两边的寸关尺候五脏六腑，五脏六腑的脉象都沉下去了，六脉沉伏，像鱼沉到水底，此为沉匿脉。

沉匿脉摸上去脉是微细的，细细微微，像丝线一样，甚至断断续续，你就可以断定他有心慌、心悸。沉匿脉是少阴脉，少阴就是心和肾，所以还可以断此人肾中少精油，心中少血气。沉主骨，会有腰酸腿痛；沉主里，会感到疲劳、虚累；沉为气血不足，会容易发困。

沉匿脉怎么办？要补哪个脏腑？补肾脏。因为沉主骨，肾主骨，肾脏精水足，就会浮起来，硬起来，整个人精气神饱满，昂首阔步，容光焕发；若精气神亏虚，人就没精打采，满面愁容。可以通过补肾来治疗沉匿脉。

补肾的要穴，一定在肾经上面，既能补肾精，又能让脉避免涩滞，恢复顺滑，哪个穴有此功效呢？复溜。

复溜是肾经的经穴，经穴的特点就是水气很足。

日月经天，江河行地。

经穴能够让人的血脉恢复喷涌有力，如万马奔腾，气势磅礴，就像长江黄河，快要注入海中的那股气势，叫流经。

而脉摸下去瘪瘪的，手通常比较冰冷，这样的人晚上容易咳嗽，睡醒之后，腰背通常是凉的。如果是这样，女的用温经汤，男的就用理中丸，再配合金匮肾气丸，就能把沉匿的脉托起来，让寒冷的子宫变得温暖，冰凉的手脚恢复暖意，憔悴的容颜展现阳光。

复溜还可以调脉。有的时候用穴位不一定是调病，如果把脉调好了，病自然就向愈了。

就像你只要把道路治理好，交通事故自然会减少。裁弯取直，车祸就少了，再把道路扩宽，安装上摄像头跟减速坡，各方面一治理，交通意外自然鲜有发生。

对六脉沉匿不出，像无脉证，提示心肌缺血的，尤其是太溪脉摸不着的，一定要拍打复溜，这个穴位太重要了。

拍打复溜，可以用左脚敲右脚，右脚敲左脚，这样就可以复太溪脉，不然太溪脉摸下去没力无根，这个人晚年会很难过。有些老人，太溪脉有力的，即使以后卧床坐轮椅，恢复的希望也比较大。如果太溪脉无力，即使现在能走能吃，腿脚也很可能逐渐使不上力，最后坐轮椅。

微妙在脉，不可不察。

脉象是很微妙的，不可不察。

一个人，精气神饱满，像树有根，枝叶枯落，根本自生。

有个病人，过敏性鼻炎好几年了，总好不了，早晨起来老打喷嚏。你切他的太溪脉，肯定力量不够，力量如果够，早恢复了。拍复溜，让脉象变强，寒气自然就从鼻子喷出去了。

还有一个顽固性偏头痛患者，三年了，久病入骨，这个偏头痛不是简单的生气或者感染风寒，是长期不惜精神，导致病入心肾。他的太溪脉感受不到脉动，而且太溪脉周围脚冰凉，教他拍太溪和复溜，把脉气恢复过来以后，头痛不治自愈，这叫头痛治脚。

再看老年人肩周炎，我发现，没有哪个肩周炎的患者脚是暖洋洋的，太溪脉是很有力的，几乎找不到。

但凡脚暖洋洋，太溪脉有力，这人肩周断然不会痹痛，为什么呢？人的气血总是先供养肩周、上肢、心胸和大脑，有余的才供到末梢足部去。所以中风总是先瘫手，再瘫脚，瘫完手脚，再瘫嘴巴，最后瘫大脑跟心。

我可以断定，只要能将太溪、复溜这条底线保住，脉动有力，那么根本不会得肩周炎。

我经常讲，患者得了冠心病、心脏病，还有肺气肿，怎么知道其得病轻重？我只要一掐脚脖子，感受复溜跟太溪脉，我就知道好不好治。如果脚部凉冷，脉象搏动不明显，这种就比较难缠；脚部温暖，脉象搏动有力的，轻松一治，居然都有理想的效果。

人活一口气，这口气就在肾水里头。复溜就是启动肾水重新流动的一个穴。

心脏病的治疗，应该从脚开始治起。脚治暖了，心脏病就能好转。我的观点是，桂枝汤再加腰三药，壮上肢，壮下肢，平时再服益心丸，几乎常见的心脏病都可以好个五七分了。

腰三药能令腰脚强壮有力，脉动有劲，桂枝汤就相当于心脏起搏器，喝下去，就像大力水手吃到菠菜一样，立马肌肉丰隆，手脚有力，气场过人，气势如虹。

这是一个非常好的方子，平时夏天多汗，容易虚累的人，用桂枝汤再加腰三药，桂枝汤养阳，春夏养阳。

如果条件好的话，用腰五药，腰三药加牛大力和巴戟天，那就更不得了了，这个汤方一入口，喝了就有劲，堪称能量方。它就是复溜，让你脉道恢复欢快的跳动、流动。而桂枝汤就是太渊，脉会太渊，让脉动有力。

小贴士

足三里

见第 1 讲小贴士。

复溜

见第 30 讲小贴士。

照海、支沟

第 32 讲

照海、支沟，通大便之秘。

照海和支沟这两个穴位，是治疗便秘的秘诀。

照海属于哪条经的？肾经。照是阳，海是阴，这是根据阴阳命名的。阳光从高空照到海水，有阳光不缺阳，有海水不缺阴，阴阳并补。所以照海穴就相当于补阴阳润通的肉苁蓉，按汤方来说，相当于金匮肾气丸。

六味地黄丸就是海，附子肉桂就是照，离照当空，就出现这种海上云蒸霞蔚的胜境，所以照海就是肉苁蓉，是金匮肾气丸，于众阴之中升起一丝阳气，非常光明。

有的人大便秘结难通，五至七天解一次大便，每次都很辛苦，但是平时没什么感觉，虚秘，要取照海穴。

支沟是哪条经的？三焦经。支沟的别名又叫飞虎。

飞虎穴，就是飞快，流通非常快速，三焦流通快速。大便秘结，正是因为流通不了，所以照海照到海上，能使坚冰融化，海平面上升，然后飞虎再来一阵龙卷风，那么海平面上的所有东西都会快速移动，大肠就会被清理干净。

只要是便秘，没有照海、支沟解决不了的，久秘寻照海，初秘取支沟。

有人说，我大便两三天不通了。出去旅游，舟车劳顿，回家来好几天都不排便，喝了蜂蜜水不管用，我让他拍支沟，支沟一拍就通了。

但是如果是七老八十的老人家，皮肤又皱，毛发又枯，这样的无论怎么飞快去推都推不出效果。像锁头一样，年久未用，已经锈迹斑斑，此时需要点一点儿油，照海就是点油穴。

这两个穴搭配不单通大便，还可以通从咽喉到肛门的一切阻塞，包括胆道结石。

胆道结石出不来，用支沟、照海，再配什么？阳陵泉。你去阳陵泉周围你找，有胆囊穴，经外奇穴，有一个特别痛的点。

学知识要触类旁通。如果让我来解照海支沟通大便之秘这句话，我还会拓展许多。

这便秘两个字，普通人读了就认为是大便不通，有心人读了就不一样，会理解为是一种气滞血凝之象，凝滞之象。

大便堵在肠子里头，几天拉不出，叫肠道便秘；结石堵在胆管里头出不来，叫胆便秘；石头堵在膀胱里头出不来，叫膀胱便秘。支沟照海要配什么？配中极、膀胱俞，在膀胱俞、命门处艾灸，加把火力，然后在中极穴刺下去，再用支沟、照海，给你鼓足劲。

无论是屎，还是石头，癥瘕积聚，痰饮宿结，总之都是一个秘字，不一定仅是大便，这些都是秘结。

有人鼻子里有息肉，不太通，是不是秘结？是，照海、支沟再加迎香，就能通鼻部的秘结。

还有一些白内障的病人，眼睛有障碍，就是那层痰膜油膜糊住了眼睛，我们就要找睛明、目窗这些要穴，再配合照海、支沟，叫作穴位拔障术。一起配合使用，那层痰膜、油膜就会减少，甚至消失。

秘结还有什么？不要只关注有形的包块秘结，还要看到无形的气的凝滞，所有有形的包块秘结，它背后都有无形的气机凝滞。

例如黄褐斑，是典型的色素秘结。用列缺，列缺是任脉循肺系，再配合照海、支沟，因为列缺主表，肺主表，可治表皮的一切斑积，除了各种斑、痘痕、疤痕、伤疤，还有气色不华皆有效，能让你表皮的气不涩滞。

这种思维你们一旦具备，中医用方用药就不在话下了。有的时候，真的不需要读多少部方书，要学会走捷径。

有个通大便的药可以美容，是我试效出来的。

有一位长黄褐斑的妇女，她在深圳工作，想让脸蛋更洁净好看。我问她家里有什么药。她说家里不备药，只有公公吃的麻子仁丸。我说你就吃那个。她不太高兴地说她又没便秘。我让她先别着急，用熬出来的桂枝汤，送服麻子仁丸。

就这样吃了一段时间，她脸上的黄斑全部掉了，就是加了桂枝汤。

麻子仁性偏凉，桂枝汤可以把它的寒性中和，桂枝汤走表，人的表皮就温热了，末梢循环就加快，桂枝汤能够走肢节，更走末梢，因为它能调营卫之气，所以还走表皮，桂枝汤就可解肌表。

肌表被黄褐斑束缚了，围堵了，桂枝汤可以解开，就是解表通里法。

日久的黄褐斑比较顽固，要用桂枝汤配麻子仁丸。

如果是刚长的斑，像年轻人火力旺长痤疮的，可以用防风通圣丸。防风通圣丸就是照海和支沟，它能够通便，泻下大便，还可以解表，因为有防风。

懂道理了，会搭配使用了，就可以尝试着去解决更多的难题。

脂肪瘤，还有肉里头长了一些瘤结，又叫肉秘，照样拍照海和支沟，再服用鸡屎藤、白芥子。白芥子气非常锐，像玻璃刀一样，玻璃都可以割破。

为什么要加鸡屎藤？藤类药上下左右无处不通，无所不达，积聚包块，皆能消化，臭秽恶毒，都可排下。

鸡屎藤还有一个美丽的名字，是陈厚忠老先生给起的——皆治，一切皆可治，就看你如何巧妙灵活地搭配了。配陈皮可以化痰饮，配白芥子可以化瘤结，配山楂可以消食积，配三七可以清瘀血。

照海支沟通大便之秘，真的是非常灵活的。

照者，照射也；海者，大水也。

阳光照射到大水里头，一蒸发，尿就出来了，所以照海穴治小便不利。

照海还可以治积液。女子盆腔积液，照海穴一根艾条灸下去，尿量增大一倍，积液就会慢慢气化了。

照海艾灸是一个不可多得的好穴，老人脚肿用照海，或者在照海这里敷贴跟泡脚，多搓照海，有助于脚肿恢复。

申脉配照海治什么？治癫痫。申脉、照海，是人体产生金津玉液的地方，金津玉液足了，大脑就不会缺气和氧，就不会抽。

照海配支沟可以让口舌生津，颅脑充满阳气。癫痫的人，如果肯拉脚底，练金鸡独立，使踝关节的经脉畅通，拉开照海和申脉这些穴位，癫痫发作的次数肯定会减少。

上次有个病人，他一年要发好几次癫痫，吃了我开的药，再加上适当的锻炼，现在两年都没再发作，看来有可愈的迹象。

照海配天突治咽喉问题，梅核气。

照海配神门，可以治阴虚火旺的失眠，照海滋肾阴，神门引心神下降，使心肾交泰。

照海配中极，可以治疗癃闭，又称小便不通。

照海配阳陵泉、阴陵泉，可以治疗中风以后的偏瘫，腿脚行动不利。

《百症赋》讲，大敦照海，患寒疝而善蠲。

年老体寒长疝气，用大敦、照海，艾灸下去，可以化解比较顽固的气包、血包和水包。

四肢懈怠，照海可以消除。

照海穴又名漏阴穴，漏是遗漏，阴是阴水，照海配隐白可以治疗女性赤白带下、经水漏下。

支沟又名飞虎，位于上肢，是通上、中、下三沟的。面部鼻唇沟歪了，可以用支沟。鼻唇沟不深，代表容易中风，要多按支沟。大、小便不畅快的，支沟可以拓宽沟渠，可以让沟渠的支脉变丰富。

脑血栓、心肌梗死，这些支脉有血栓的，赶紧刺支沟，平时闲来无事多拍打支沟，就可以令支脉通顺。支沟能沟通三焦，通腑降浊，开窍活血。

大脑里的沟回支沟也可以通，开窍活血。所以脑意外伤的可以按支沟，再加阳谷。

胸部跌打伤，要针肩井，再加支沟。

肚腹跌打伤，要针足三里、承山，再加支沟。

总之，局部的伤患，要选局部要穴，再加支沟。

微创手术以后，手术后期如何恢复？多拍支沟，支脉修复能力就会加强。

可见支沟的应用非常广泛。

支沟配足三里、三阴交，可以治疗产后血瘀。生完孩子以后，女人肯定要进补，足三里和三阴交可以补气血，同时恶露也要通啊，支沟就负责排恶露。支沟配期门能治疗胸胁痛、肋间神经痛。像带状疱疹，痛起来像放电一样一阵阵的，支脉神经像过电一样痛，用支沟配列缺偏历，或者丰隆。

如果乳汁流通不利，奶水一囤积，容易患乳腺炎，用支沟配少泽、乳根或膻中。

乳腺里头的一些结节疙瘩，用支沟配大包、乳根，可以治疗乳腺不通。

《针灸甲乙经》讲，咳，支沟主之。

支沟主什么？主支气管，那些分支的小气管，用支沟配合肺俞，肺俞管大肺，支沟管肺里头的细小支气管，这是大小通吃的配穴法。

目赤，支沟主之。支沟属少阳三焦，少阳通肝胆，所以主目赤、目红。

小贴士

照海

【定位】在踝区，内踝尖下 1 寸，内踝下缘边际凹陷中，在足大趾外展肌的止点处。

【功能】滋阴清热，调经止痛。

【主治】精神、神志病证；五官热性病证，妇科病证，小便频数，癃闭。

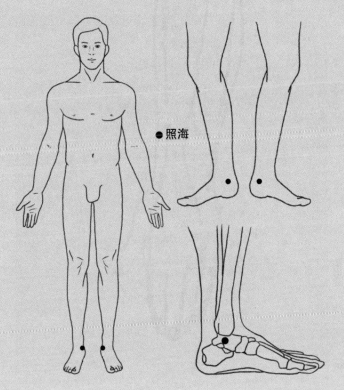

● 照海

支沟

【定位】在前臂背侧，当阳池与肘尖的连线上，腕背横纹上3寸，尺骨与桡骨之间。

【功能】疏利三焦，聪耳利胁。

【主治】耳聋、耳鸣，暴喑；胁肋痛；便秘；瘰疬；热病。

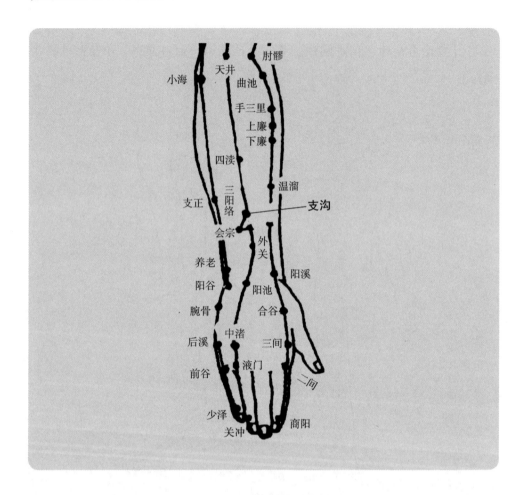

内庭、临泣

内庭临泣，理小腹之膜。

小腹为什么会撑胀？原因可能有两个：第一个是肚腹脾胃运作不起来，堵塞了；第二个是因为脾胃主土，主大腹。木克土，吃饭着急，嗔恨抱怨，就会胀肚。胃发堵，饮食不化变毒物，再好营养都胀肚。有时不是饭菜卫生问题，而是情绪波动问题。情绪波动时，进餐就相当于进"毒药"，平心静气地吃饭才是吃营养。

内庭属于哪条经的？胃经。临泣呢？胆经。胃和胆搭配，目的是什么？目的是胃主降浊，胆主升发。内庭能降内部的庭院，庭院里的走廊就是肠胃。临泣有助于分泌汁水、胆汁，可以消化食积。

有一个学生跟我说自己消化不好，吃什么拉什么，几乎不能消化。

于是我带他到我们这附近的光孝寺待了几天。那里饭菜很好吃，但是他还是不敢吃豆类。在我的坚持下，他慢慢尝试，一连几天，没有任何不适。

他觉得特神奇，难道是光孝寺的饭菜被神佛加持了吗？

其实不然，是寺庙中那份宁静，让你坦然，整个人都放松下来，放下一切杂念，感恩之情油然而生。伴着这份感恩，体内腺体分泌加强，肝、胆、胰、胃等脏腑分泌出大量津液，消化宿食。

腺体分泌多了，就算海量地吃进去，也能消化。

有的时候，我们需要保和丸，但更重要的我认为是要有一颗感恩的心，感恩现在所拥有的，感恩父母，感恩食物。

古代的研究发现，临泣这个穴位，头上和脚上都有，头临泣和足临泣，头临泣偏重于让上半身的腺体分泌增多，足临泣偏重于让下半身的腺体分泌增多。

像子宫肌瘤、卵巢囊肿这些，你就按临泣穴，它能够促进腺体分泌津液，如硫酸一般溶解掉这些积块。

同理，上半身的痰核、白内障、鼻息肉等，按头临泣也可消除。头临泣还可以理胸部撑胀，足临泣理腹部撑胀。

临泣是一个自反穴，内庭也是向内，内反的穴，所以这两个穴都是教授人慈悲善良的，要懂感恩。

感字上面一个咸字，下面是心，心主什么？主火。咸主什么？咸主水。所以水一下来，能将火浇灭。缺乏天降雨水，才有炎症，才有心肾不交的火气。说穿了就是缺乏感动。

内庭，阳明胃经的荥穴，荥主身热，所以不单积食找它，积食化热了也找它。

有些人一吃撑了就发烧，因为吃撑了是食积，食积就化热，所以食积要找胃肠经，如果化热了就要找胃肠经的荥穴，荥主身热，这时内庭非常好用。

怎么知道食积化热呢？

吃撑以后，舌头痛，发烫，喜欢吃凉的，翻来覆去睡不着，肚腹一团火，心胸在燃烧，这种燃烧状态停不下来，就是火，此时我们就要用内庭。

"庭"通"停"，停下来。人生有八苦，生、老、病、死、爱别离、怨憎会、求不得、五阴炽盛，五脏六腑这些贪嗔痴慢疑，炽盛，就按内庭。

内庭能清胃泻火，相当于清胃散。

> 清胃散用升麻连，当归生地牡丹全。
>
> 或加石膏清胃热，专治牙痛与牙宣。

清胃散还治牙齿上火、牙出血、起牙包，常常是一服见效。

内庭还能理气止痛，相当于元胡止痛片，胃痛、胃撑胀，取内庭，能和胃降逆，可以消食化积，相当于保和丸。故面口肠胃诸疾患、扁桃体发炎，用内庭，阳明主头面。

眼睛痛得睁不开，用内庭加头维，头维主眼睛。

晦光羞明，像老鼠在洞里待久了，一看到光明，眼睛都睁不开，就取上星，让双目能够像群星一样璀璨，是很好的光明穴。

如果口眼㖞斜，用内庭配地仓、颊车。

食积不化，内庭加天枢，相当于保和丸。

牙龈肿痛，内庭配合谷，专门主口腔和胃脾。

《针灸甲乙经》记载，没有食欲，看见美食不心动，下腹堵，心中闷，内庭就可以解决。

《通玄指要赋》讲到，腹膨而胀，夺内庭兮休迟。

腹重膨胀，夺内庭，不要迟疑，快一点在内庭一针扎下去，就可以化解腹胀。

腹中窄狭苍术宜，胀膨厚朴姜制法。

用厚朴配姜，姜降胃逆，厚朴降肠逆，就相当于内庭穴，可以降气和胃。

膨胀用内庭，窄狭用苍术，窄狭就要腾空，所以二间、三间都是治窄狭病的。占位性病变多拍二间和三间，有助于拓宽空间。

《医宗金鉴》讲，内庭主治痞满坚，左右缪灸腹响宽。

意思是说左腹胀满，要灸右边内庭，右腹胀满，灸左边内庭。

兼刺妇人食蛊胀，行经头晕腹疼安。

意思是妇人饮食堵塞，肚子胀，内庭就可以清空肠腑，消除腹痛、腹胀。

《灸法秘传》讲，痰盛之体，灸其尺泽，日久不已，灸其内庭。

什么样是痰盛之体？这人很胖，走路肉都在颤，非常丰腴，肥人多痰，怎么办？灸尺泽，病能好一半，另一半日久不已，需灸内庭，才能除病根。

《普济方》上面讲到，内庭治四肢重痛。

《针灸甲乙经》也讲，四肢厥逆，手足闷者，内庭主之。

那不就是四逆散吗，原来它就是阳明胃，胃主什么？胃主四肢，脾胃是主管四肢的，四肢皆禀气于脾胃，所以持中州，灌四旁，四旁就是四肢，都是中州内庭里出来的气血，内庭就是人体内在的井，内在的营养供给中心。

现代医学证实，针刺内庭可以使白喉杆菌转阴，消除咽部的一些炎症。针刺内庭有明显引产的效果，可以镇痛，又能够助产。

你看内庭在哪里？在脚趾的中间缝隙，所以开趾缝就有助于排浊。

我为什么教学生们指卧撑，开合谷，开内庭，开太冲，它的作用是什么？有助于排出身体多余的东西，像开闸泄洪一样。所以内庭有助于排恶露。还可以治小儿吐乳，内庭对肠胃有很明显的作用，多按，多往下推，乳汁就下去了。

临泣。临，居高临下，水属于泣的状态，临泣就是水从高处往下掉。

泪水往下掉，用临泣配肝俞。

鼻水、鼻涕往下掉，临泣配迎香、肺俞。

口水往下掉，口喝斜，流口水，临泣配地仓、颊车。

从上往下流得异常，就要选临泣。

胆道结石，胆汁流不下来，流不到肠里，用临泣配光明、日月、阳陵泉，配这些胆经的募穴，从上至下，降本流末。

如果用一个汤方来形容临泣，就是下气汤，是从黄元御的《四圣心源》里提出来的。

临泣配脾俞，可以治疗胰腺炎。

临泣配大肠俞、天枢，可以治阑尾炎，再加上阳陵泉，阑尾的经外奇穴。

只要是从上往下降，降浊功能减退的，就选临泣，只有好处没坏处。

它可以化痰消肿，清利头目，可以疏肝熄风。

足肿，足临泣要配解溪，可以把肿解开。

脚崴伤，足临泣配丘墟、商丘；痛风，临泣配昆仑。

我最喜欢讲的一句话是：

性刚就百症欺，心柔就万邪熄。

临泣就是执行心柔令，能够让人心性慈良，心往慈悲方向转。

临泣配合乳根，能治疗乳痈。

临泣配合大包，治疗乳腺增生。

临泣配合肩井，治疗胸部跌打伤。

临泣配合支沟、外关，治疗胁肋痛。

临泣配合日月、光明，治疗胆道结石。

临泣配合太阳、列缺，治疗偏头痛。

临泣配合睛明、上星，治疗眼目肿，畏光羞明。

临泣穴用途如此之广。

腋下肿，怎么办？也是临泣主之。

《医宗金鉴》讲到：

> 中风手足举动难，麻痛发热筋拘挛。
>
> 头风肿痛连腮项，眼赤面疼合头眩。

中风以后，活动手脚都困难，脏腑又枯竭干燥，用临泣。

无事常生烦恼，临泣主之，临泣能增长慈悲的元素，嗔恨怒火就会减退。

古代有一种说法叫八脉交会穴，临泣胆经连什么？连带脉。所以月经淋漓不尽，断断续续，像子宫在哭泣一样，临泣可以连带脉，临泣配带脉穴，可以调经。

小贴士

内庭

【定位】在足背，第2、3跖骨结合部前方凹陷处。

【功能】清降胃火，通涤腑气。

【主治】齿痛，咽喉肿病，口歪，鼻衄，胃病吐酸，腹胀，泄泻，痢疾，便秘，热病，足背肿痛等病症。

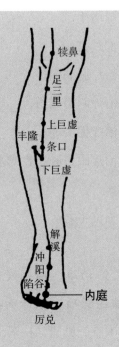

临泣

【定位】在头部者，称头临泣，位于目正视，瞳孔直上，入前发际0.5寸，神庭穴与头维穴连线的中点处，在额肌中；在足部者，称足临泣，位于足背外侧，第4趾、小趾跖骨夹缝中。

【功能】头临泣降浊升清；足临泣运化风气，冷降水湿。

【主治】头临泣主治头面五官病证，小儿惊痫，癫痫。足临泣主治胆经头痛、腰痛、肌肉痉挛、眼疾、胆囊炎、中风、神经官能症等。

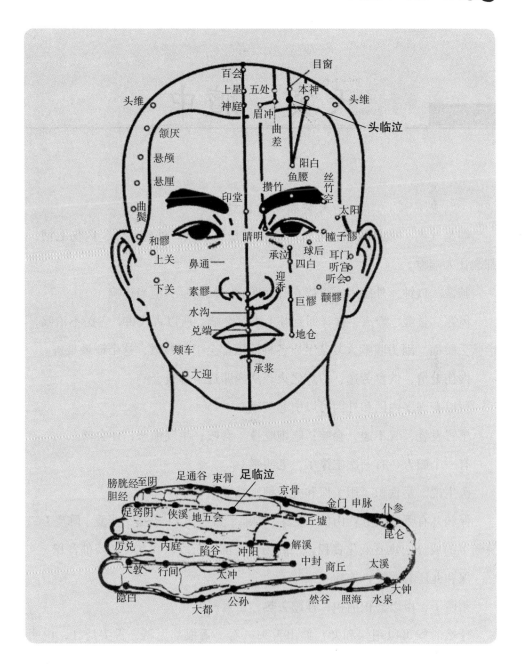

第34讲

天突、膻中

天突膻中，医喘嗽。

喘是气喘，嗽是咳嗽、呛咳。嗽一般是气不顺。外感六淫，内伤七情，都会让人喘嗽。

肺像一口钟，外感六淫可以在外面叩它，发出哐当哐当声响。

风寒、暑湿、燥火，样样叩到肺上去都会响。所以古代讲，名医不治咳，治咳丢脸面。因为咳嗽太复杂了，各种原因都会引起咳嗽，这个证最难辨。

内伤七情，饮食劳逸，煎炸之火，从内叩这个钟也会响。

所以有许多内因和外因可以引起咳嗽。

感冒发烧，气不通，会咳；吃饱吃撑，会咳；生气愤怒，还会咳。

有一个妇人，有一次吃撑了，老咳嗽。

医生说，是食积，用了保和丸，把她咳嗽治好了。

保和丸有哪些成分？山楂、麦芽、神曲（焦三仙）；茯苓、半夏、陈皮（二陈汤）的成分。焦三仙化食积，二陈汤化痰郁，所以保和丸可调痰郁食积。

保和丸还有两味，连翘和莱菔子。

莱菔子，可以磨积消积，连翘去热，去六经之热。

什么时候可以用保和丸？伸出舌头一看，舌根部垢腻，舌尖泛红，说明是积化热，根部垢腻，代表肠胃里头积多了，舌尖红代表积化热，脉象弦硬郁结，几乎都可以用。

小孩子感冒好了，胃气一来复，想要吃好多东西，但脾胃消化没缓过来，一吃就储痰，储痰就咳嗽。咳嗽怎么办？天突、膻中，均属任脉，我再加一个列缺穴，对喘嗽更有效果，八脉交会穴，可以通任脉，列缺任脉行肺系。

列缺是络穴，络穴的作用是联合内外，像联络员，像快递员，无处不达。

它不单治头颈痛、头项痛，还有一个重要作用——直接通肺，通任脉。

> 诸气膹郁，皆属于肺。

各种气的郁闷都属于肺，天突的功效是宣通肺气，消痰止咳，理气解郁。

它也是抽烟患者的保健穴，可以去气管、支气管的烟油。

支气管哮喘，用天突配定喘。

如果痰油非常多，用天突配丰隆。丰隆治痰，天突理肺。

有些人声带发炎，声带长息肉，用天突配合谷，配人迎，就可以调声带。

天突配内关可以治呕吐，天突治标，内关治本。

熬夜久虚的人，咽喉隐痛，用天突配合复溜，恢复咽喉津液"溜动"，入睡口干的，就用这两个穴。

有的小孩子喉闭或者发育不良不长个，胃口差，长不高，用天突配筋缩。

筋缩在哪条经？督脉。督脉缩下去了，当然长不高了。筋缩，筋通肝，主生长，是一个生长穴，艾灸筋缩，可以让筋拉长；天突是任脉这边的，任督循环，绕大圈子，大气的。天突配合筋缩，就能让筋长，个子长。

《针灸甲乙经》上面讲，胸满、气梗、心痛，天突主之。

心痛气梗，不就是心肌梗死吗？也可以用天突。

你看心肌梗死的人，大都是呼吸吸气不利，天突可以增加排气量，打开气门。

《铜人经》讲，天突主喉中生疮，肺痈，咳唾脓血。

碰到咳痰带血，肺里长痈脓的，可以用天突。

突通什么？通吐，可以将里面那些脓浊吐出来。

《类经图翼》上面讲到，一切瘿瘤初起者灸之妙。

灸天突，或者用手去拍打，用手去揉捏天突，可以治疗一切瘿瘤初起。

瘿瘤是长在脖子上的一些结节，瘿瘤是一种天突相。

现在有太多的天突病，像结块、瘰疬、瘾疹、痤疮、条索样的突起，这些都属于天突病。你就开天突。怎么开呢？负重，负重最开天突。

负重的时候，气门一下子就变大了。那些突结被大气一转，病邪就会散掉。

所以长跑、慢跑、负重等练习有助于开天突。开天突之后，身体长的这些突结性的东西就消化掉了。

现在讲的酸性体质、包块体质、痰湿体质等，最后都会形成一粒粒凸起的、类似粉刺的这些东西。不要担心，提高肺活量，提高天突穴的穴量，这些东西自然消除。

《灸法秘传》提到，凡药不能效者，上宜灸天突，中宜灸中脘，下宜灸足三里为要。

我之前讲课还讲过，三大放血穴，上是太阳，中是尺泽，下是委中。

老咳嗽呢，《神应经》讲：少商天突灸三壮，治久病咳。

生病很久了，老咳嗽，就灸天突和少商，可以让肺气得到恢复。

《灸法秘传》还提到，喉疮喉风，就是现在讲的食道癌，怎么防治？如果食道癌是家族遗传病，那每个月灸一次天突，就可以预防食道癌。

天代表肺，肺里头长一些突结，占位性的病变，也可以灸天突。灸天突可以预防心、肺、胸部这些胸膈以上的占位性病变。如肺脓疡、瘰疬、面上粉刺和梅核气等，都是用天突。

现代医学研究表明，针刺天突穴，对甲亢患者的亢盛之象有所减轻。

针刺天突，让支气管平滑肌放松，对支气管急性发作有疗效。

食道癌患者，吞咽梗塞难下咽的，通过针刺天突穴，可以使进餐更加愉快。

推拿学有一种点天突的手法，小孩子有痰老咳吐不干净，点天突可以排痰，成年人点天突可以通痰导气，老年人没有几个不是痰浊缠身的，天突更是养老的要穴。

如果让我研发老年人"痰喘神方"，我就用保和丸配苏子降气汤，再加上点天突和拍丰隆。

膻中，别名叫胸堂，又叫上气海。

膻中穴，八会穴之气会。

它还有另外一个特定穴的作用——募穴。哪条经的？心包经的募穴。

正气存内，邪不可干。

它叫气会，是一个提升正气、敬胜百邪的穴位。

膻中治疗范围太广阔了，非独治咳嗽。

正气足，百病除。

正气虚，万邪欺。

膻中是气会，如何开膻中？做俯卧撑最开膻中。膻中穴在哪里？两乳中间，所以膻中是开胸轮的要穴。

侠肝义胆的人，一般膻中穴都很开。独挟盖世之气的人，膻中没有不打开的。

长时间地锻炼，做俯卧撑，打开膻中后，无论是声音的品质、洪亮程度，还是声音持久度都非同凡响。

胆怯的人，只要开膻中就不胆怯了。膻中鼓起来了，人就会非常有勇气。真的没法逐一具体来形容膻中，因为它的好处实在太多了。

它处于心、肺跟乳房之间，所以能治疗心绞痛、乳腺增生、肋间神经痛，它的作用是宽中理气，清肺化痰，活血止痛。气为血之帅，气行则血行，因此膻中可以活血止痛，治疗心肌梗死或心绞痛。膻中配血海，一个气海，一个血海，就可以治疗心肌梗死。

哮喘，如果痰多配丰隆，如果气喘厉害配列缺；乳痛，膻中要配大包；胸痛，膻中配期门；失眠，膻中配大陵、神门。

膻中配气海，可以治疗吐血，有纳气归元的作用。所以膻中还有一个别名叫元沉，让元气往下沉，纳下去。

《难经》上讲，幽门梗阻，贲门梗阻，用膻中。

有一招叫点膻中法，妇人多郁点膻中，她会流泪的，因为阻塞通了，通过泪水涌出来了。

有时间的话，我建议要好好看《肘后备急方》这本书，好好研究，这里面都是百里挑一的经验。

其中记载：救卒死尸厥，灸膻中穴二十八壮。

尸厥用两个穴位，一个是百会，另一个是膻中。

用百会就会三花聚顶，让你能清醒；膻中让气血归胸，灸膻中有助于心肺复苏。

《铜人经》讲，胸中如塞，灸膻中七七壮。七七四十九壮，连带噎嗝气，呕吐痰涎，乃至妇人乳汁少，都可以治。

乳汁乃气所生，阴非阳不化，膻中阳气一旦补足，乳汁就会源源不断出来，用少泽配膻中可以治疗缺乳症。

《普济方》中记载，膻中为气之海，膻中是喜乐之官，喜乐出焉。它可以治冷漠、不开心、抑郁，又叫心花怒放穴。哪种类型人的脸上没表情？抑郁，冷漠，还有中风以后面瘫，健忘痴呆、帕金森病等。你看老年人帕金森健忘痴呆以后，没有哪个脸上有丰富表情的，说明气不足，支撑不起来表情，灸膻中。

灸膻中通过提升喜乐，让你身体拔节，从而缓解各类骨关节痛。我观察过很多骨关节炎、风湿性关节炎的病人，没有哪个是不抑郁的，只是抑郁程度深浅不同而已。所以我们治骨关节炎，统统都可以用胸三药，开膻中。

如果胸前两乳红肿痛呢？乳痈，膻中少泽配大陵，《针灸大成》讲的。

我再次强调，每天做俯卧撑，坚持做三年，有朝一日，突然气足以后，奇经八脉开通，整个人气貌会有翻天覆地的变化。

小贴士

天突

【定位】在颈部，前正中线上，胸骨上窝中央。

【功能】宽胸理气，通利气道，降痰宣肺。

【主治】咳嗽，哮喘，咯血，喉痹，失音，呕吐，呃逆，噎膈，瘿瘤等。

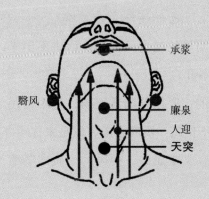

膻中

【定位】在前正中线上，两乳头连线的中点。

【功能】活血通络，宽胸理气，止咳平喘。

【主治】咳嗽，哮喘，胸痛，呃逆，噎膈，少乳，心绞痛，支气管哮喘，乳腺炎等。

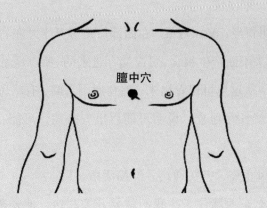

第 35 讲 # 地仓、颊车

地仓颊车，疗口喝。

口喝有哪几种？最明显的是中风偏瘫，话讲不出来，口水又往下流，嘴角往一边斜，歪了还张不开。

对于面瘫口喝日久的，要用补阳还五汤，重用黄芪。黄芪主体虚百病，大风先倒无根树，无虚不作风。没有亏虚，风是拿你没办法的。

而且脾胃开窍于口，又主肌肉，中风的人肌肉萎缩，口眼喝斜，眼轮口轮都是由脾轮胃轮主宰。

补阳还五汤，重用黄芪，醒脾补胃，提气复正。黄芪的作用是补正气，重用可以复正。治口眼喝斜的牵正散，是可以治慢性口眼喝斜的。

黄芪一次用 80 克，玉屏风散、黄芪赤风汤、桂枝汤，一补足气，嘴角就收起来了。阳生则阴长，亏虚的肌肉就能再生。

地仓和颊车是治口眼喝斜最好的穴对，众穴对无出其右，对治疗口角喝斜来得好，来得效，来得快。

地仓，属足阳明胃经，又叫胃维，在面部口角旁开半寸左右。仓，仓库，粮仓，土地，这土地里头不断产生粮食，可以储存进来的。所以这是饮食仓廪之官，如果胃肠功能不好，从这里可以看出来。地仓周围乌暗、有暗斑，或者长痤疮，哪里都不长，偏偏就长在地仓，说明可能胃里有疮疡，可能有阑尾炎，或者有痔疮。

用地仓可以祛风止痛，开关通窍，舒筋活络。

喉咙好像被什么东西堵住了，我们就要开关利窍，地仓透颊车，再配合天突、扶突，就可以让咽喉中的突结散开。

面神经麻痹，一阵一阵地，像放电一样，气虚则麻，血虚则痹，麻木的，没有明显的痛，那就是气虚所致。此时我们要重用黄芪，配合威灵仙，就可以治疗麻痹，甚至是久病的麻痹。药名带仙，说明疗效非常神奇，功用如神仙，非常威猛灵验，故名威灵仙，它对痹症效果最好。

用地仓透颊车治疗面神经麻痹疼痛、牙痛，效果也很好。

颊车是什么意思？可以比作压槽，就像地铁、火车的轨道一样，压槽就是那两条轨道，所以颊车颊齿，可治压槽之病。

牙龈肿痛，牙齿松动，地仓透颊车，配合太溪，或者悬钟，都很好用，固肾水，补骨髓。

久病必虚固肾水，难疾须要补骨髓。

小孩子口水、鼻水不断往下掉，地仓透颊车，就能够将涎水固摄。

如果是食道癌，吞咽不利，或者中风口眼㖞斜，取地仓、颊车，再配合谷。

如果牙齿痛，地仓、颊车配巨髎；如果口噤不开，地仓、颊车配承浆。噘嘴赌气不吃饭，地仓配颊车，可以开胃，将胃口打开来。

《针灸甲乙经》讲，足缓不收，痿不能行，不可以言语，地仓主之。

就是说地仓可以治重症肌无力，肌肉属于土，土不厚，则草木萎弱；肌肉不丰隆，则形削骨立。

《中华圣贤经》上面讲到：

> 浅薄不可交，地卑长荆棘。

浅薄之人，肤浅之人，不要轻易与其相交。相学上有一句话，叫肥不臃肿，不露骨。这消瘦露骨的，代表阴虚火旺，肉长不起来，我们要用地仓配颊车。

颊车可以去掉火旺，地仓可以补充阴虚，地者阴也。故阴虚火旺，用地仓、颊车。那肥胖臃肿呢？肥人不可以臃肿，臃肿就用丰隆、足三里。饱满气逆，臃肿，痰油非常多，营养过剩，水湿过剩，总之一切过剩之物，就用丰隆、足三里。

假如来一个瘦骨嶙峋，吃啥都不长肉的人，怎么办？

女人用四物汤，男人用四君子。

如果来一个肥臃的呢？一般痰多的用二陈汤，湿重的用平胃散。

在我看来，通过控制肥瘦来治病，调理这些慢性病，可以立于不败之地。臃肿的要走健脾的路子，消瘦的要走补脾的路子，健脾可以除湿，补脾可以长肉。发现了吗？无论是肥人，还是瘦人，都是脾胃损伤。瘦人只是不生成，肥人却是不运化。

不生成，我们就用白术，不运化，就用苍术。

《针灸大成》讲，目不得闭，中风以后眼睛闭不了，地仓主之。饮水不收，喝进水又溢出来，水浆漏落，漏出来掉下去。胃是仓廪之官，地仓能够让仓廪之官变大，所以在地仓下针，拓宽仓廪，使之能容，那么进去以后就不会再溢出来。

地仓就是一个湖，颊车就是一条龙。龙一抬头，它就能吸地仓之水，这两个穴位互透，就以颊车为龙，以地仓为湖。学面针的人，几乎都不会漏掉这组穴，这组穴不会扎的，面针手法一定不过关。看到面瘫的，这组穴是一定要上的。

地仓拓宽海容量、湖容量，颊车使龙抬头的力量加强，就是说这嘴巴喝下去了，颊车可以把它提起来，往上提。

同样，治眼动不止，也可以刺地仓，上下互治。

《铜人经》上记载，如果项强不得回顾，可以刺地仓。所以它对颈椎病人也有好处。

《资生经》上讲，地仓治疗饮食不收，茶饭不思。

食道癌晚期，重病的，水谷不入，一定要用地仓这个穴位。

我们学拍打，拍颊车，拍地仓，拍人迎扶突，拍天突，这些都是开胃拍。

有一位学生跟我说，曾老师，每次拍完以后，肚子就叽里咕噜，感觉饿了。

因为他经络比较敏感，而且拍的时候比较认真，胃气一启发，百邪皆可吞噬。

《医宗金鉴》讲到：

> 口眼㖞斜灸地仓，颊肿唇弛牙噤强，
>
> 失音不语目不闭，瞤动视物目眽眽。

声音讲不出来，眼睛闭不好，用地仓、颊车。

小孩子，流涎水，用地仓、颊车，同时要远离生冷。诸病水液，澄澈清冷，皆属于寒，艾灸足三里、地仓、颊车，就可以让涎水内收。

颊车还有一个名字叫鬼床，鬼压床的时候，牙关紧咬，不停颤抖，颊车这里一刺下去，就松解了。如果有晚上牙齿打颤的，磨牙的，用颊车，颊车就是让压槽放松的一个穴，也叫压槽穴。

咀嚼的时候，咬肌隆起，按这凹陷处，就是颊车，十三鬼穴之一，叫鬼床。

颊车可以消肿散结，祛风清热，舒筋活络，开关利窍。所以甲状腺肿、牙龈红肿，颊车都可以消。

急性腮腺炎，颊车配翳风、合谷，即可疗愈。

一针二灸三用药，确实治不了的话，将仙人掌捣烂了敷上去，即可以退掉。

《甲乙经》上面讲到，不可以咀嚼，颊车主之。

有些老年人牙齿退化以后，咬东西很困难，对按颊车，谐音"夹吃"，能够增强咬和咀嚼能力，所以茶饭不思者，多揉两边颊车，做颊车运动。

孩子们每天要做眼保健操，我建议嘴保健操也要时常做一做。因为如果胃口好，眼睛一定会好。

九窍不利，肠胃所生，脾虚则九窍不利。脾胃虚弱以后，九窍都会暗钝的。

我发现中风偏瘫的，只要有好胃口，就好治；如果没有好胃口，得先让他有好胃口，再来治。

颊车就是好胃口穴。想有个好胃口吗？就按膻中、颊车。

膻中穴就是开心穴，快乐穴；颊车呢，使你"夹吃"快、准、狠，迅猛一点。

四逆散是开心汤，四君子是开胃汤、健脾汤，两个配在一起，就是膻中、颊车。

小贴士

地仓

【定位】在面部，口角外侧，上直瞳孔。

【功能】祛风止痛，舒筋活络。

【主治】口眼㖞斜，流涎，眼睑瞤动，齿痛，颊肿，面神经麻痹，三叉神经痛等。

颊车

【定位】在面颊部，下颌角前上方，耳下大约一横指处，咀嚼时肌肉隆起时出现的凹陷处。

【功能】祛风清热，开关通络。

【主治】牙痛，面神经麻痹，腮腺炎，下颌关节炎。

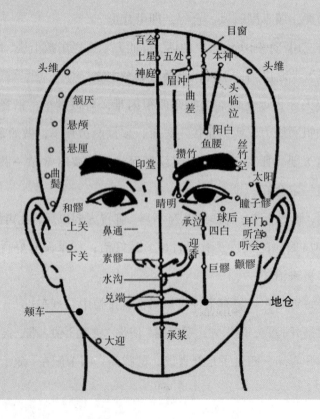

迎香、肩井

迎香攻鼻窒为最。

鼻窒，鼻的吐纳不利，可能是鼻息肉、鼻塞、过敏性鼻炎、慢性鼻炎等原因造成的，均有呼吸不畅。

如果觉得呼吸不顺畅，不是这阻就是那梗，天气变化，闷闷的，用点辛夷花散。如果你再懂得用穴位，早上拍迎香穴十五分钟，两边迎香穴一拍完，整天都不会昏昏沉沉。

鼻旁五分是迎香，迎香这里一拍，鼻的浊气就喷出来了。拍迎香，就是服辛夷花。把这两个结合在一起开鼻窍，更有效。

迎香穴属于哪条经？手阳明大肠经。想要无病肠干净，肠通腑畅人少病。

为什么大肠经的穴位可以治鼻子问题呢？肺跟大肠相表里，肺就是气门，气门大，肠排毒功能就强，阳气可以从鼻子里冲出去。迎香穴是鼻三针的重要穴位，一切鼻病常离不开迎香。

我常要求学生们做俯卧撑，什么目的？提高肺活量，增强迎香纳气。并不是单单治鼻病，它是调气门的，人活一口气，气足病除，气虚病欺，迎香是一个足气穴，气纳进来就会充足。

《黄帝内经》上讲：

肺心有病，鼻为之不利。

这句话好多人会读漏，以为肺开窍于鼻，不知道还有心寄窍于鼻。心肺同属上焦，所以有些心脏病初期会表现为嗅觉失灵。如果一个人说自己嗅觉失灵，最近还鼻塞堵得厉害，要提醒他防止心脏病的发作，用迎香穴跟辛夷花可以防治心脏病。

迎香穴，可以祛风通窍，理气止痛，擅长治口鼻诸疾、面部神经麻痹。

如果是外感鼻塞流涕，吹阵风后出现鼻塞，涕水不停往下流，用迎香配风池，还有外关，外感病就要找外关。如果是长期患慢性病，疲劳熬夜鼻炎加重，那我们就取迎香、风池配内关，内伤七情取内关，外感六淫取外关。

外关和内关这两个穴位太重要了，外关在手臂的阳面，负责防御外邪；内关在手臂的阴面，负责内生七情。

外关和内关，是内外兼修的两个要穴，碰到一些疑难病，内外都出问题的，外关透内关，这一针必须要学到。

如果面神经痛怎么办？迎香配四白、地仓、颊车，这些穴位都是可以治面神经痛的。

神经痛的人，他一痛，呼吸就会困难，迎香可以通过松解呼吸缓解疼痛。

胆道蛔虫症，胆汁不通，一痛起来，痛得打滚的，这时需用迎香配阳陵泉、丘墟，或者光明、日月，就在这些穴位周围找痛点，找到痛点，两个配起来使用。

我就联想到，以前学治疗阑尾炎、胆囊结石这些穴，如胆囊穴、阑尾穴、阳陵泉、足三里，可以通管道。如果加了迎香，通管道能力会更强，因为迎香可以发汗解表。迎香位于人体的鼻旁，一深呼吸，鼻窍一通，身体内所有的毛孔和小孔都通。

如果患有胆结石、胆道不通，坚持每天跑步、跳绳、拍迎香穴，那么胆结石会一天比一天小，胆道堵塞会渐渐好转。

同理，在治疗胆囊结石的金钱草、鸡内金和郁金里放点辛夷花，有助于将石头"喷出来"。你想一下，鼻窒，鼻窍里头有东西滞塞，用迎香可以喷出来，用辛夷花可以喷出来，那胆囊管道的那些狭窄，它也可以喷出来。

《玉龙歌》讲到，不闻香臭从何治，迎香二穴可堪攻。分辨力下降，不单是香臭的分辨力，记诵分辨力下降，也是用迎香，它可以提高记忆力，增强脑血氧量。

《针灸甲乙经》讲，鼽衄有痈，迎香主之。鼻了出血，有壅堵，鼻窒，迎香主之。

迎香还可以治痔疮，下病上取。肺跟大肠相表里，迎香就是肺开窍于鼻最高的孔，而痔疮在最低的肛周，它们是高低相倾，像百会治会阴痛，百会治疗糖尿病足一样，都是高低相倾之法，叫对称疗法。

《太平圣惠方》讲，面痒、面肿，迎香主之。

青春痘，皮肤长疮痒，坐卧难安，迎香主之。

《白症赋》讲，面上虫行有验，迎香可取。

《针灸大成》讲，鼻唇肿，喘息不利，取迎香。

鼻、嘴唇这些地方肿了，呼吸不利，找迎香。

气行则水行，气滞则水停。

迎香可以行气，行肺气，肺又主通调水道。

《医学入门》还提到，眼目赤肿，也可以找迎香。

为什么七窍的炎症找迎香？人如果烦躁、烦热，最需要的，首先就是喝水，第二个是深呼吸，迎香可以提高纳气水的能力。

不能只简单地把迎香当作治鼻息肉、鼻窒的，要进而想到迎香可以给五脏六腑、十二正经通气，让人精神。

肩井除臂痛如拿。

肩井穴治疗手臂疼痛之症，常常针到痛除。

我们贴风湿膏，治疗手足痹症，常常贴到肩井这里。

肩井还可以放松肩背部肌肉，颈肩综合征、疲劳的，一般推拿肩井。

肩井除臂痛如拿，拿字，就说像你拿东西那样轻而易举，唾手可得。肩井又叫肩解穴，肩部被风寒湿捆绑均可以解开。

肩井的功效是祛风清热，活络消肿，豁痰开窍。

头项痛肩井可以治，肩背痛可以医，上肢不遂、中风后手臂屈伸不利也可以治。

推拿师首穴就是拿肩井，不论什么病，你要有一招，拿肩井的功夫要非常好。

做完以后，会有不同程度的减轻，天天拿，天天减轻。

肩背肩胛痛，肩井穴要配合肩髃、肩髎；如果乳汁不足、乳痈，肩井要配合乳根、少泽；如果胸部被打伤了，用肩井穴。

难产呢，肩井配合谷、三阴交，可以开子宫的；反过来说，如果子宫有肌瘤，有包块，有占位性病变，也用肩井、合谷、三阴交。

《备急千金要方》讲到，如果难产，差一点点就要生出来了，针两边肩井，入一寸，须臾即分娩。别太深，太深会刺到肺。两边肩井针下去，加强子宫收缩，促进胎儿娩出。

我就想啊，肩井对难产有效，生出来以后呢？肩井常拍常打，促进子宫收缩排恶露，积液自然就少了。

会治难产，会促子宫排恶露，那我再问问，如何治前列腺的疾病呢？其实是一样的，就是生殖系统里头堵塞。不要小看拿肩井，你会发现肩井一放松，下面子宫、痔疮、肛周全部放松，那些本来排不出去的，都排出去了，这叫提壶揭盖，肩井就是人体两边的盖。

拿肩井，提壶揭盖，有助于恶露瘀浊往下排。所以肩井可不是简单只治臂痛如拿的。

《千金翼方》讲，风劳百病，灸肩井二百壮。

风、劳、臌、膈，号称古代四难症。风劳百病就是说外面吹到风，里面疲劳了，这就是很多人得病的原因。

风劳百病，灸肩井两百壮。肩井不断地灸灸灸，阳气补进去了，肺活量开了，那么疲劳感自然消失，人不疲劳就不长恶病，所以恶病多叫劳损。

《医宗金鉴》上讲，治扑伤时，臂不举。

跌打伤以后，手臂抬不起来，灸肩井。

《铜人经》讲，肩井治五劳七伤，颈项不能回顾，强直性脊柱炎，头摆不起来，冰冻肩。

灸肩井，有助于治疗强直性脊柱炎，有一招叫凤凰三点头的运动功法，非常厉害，可以开肩井。像两手开弓射大雕，也可以开肩井。

小贴士

迎香

【定位】在鼻翼外缘中点旁，鼻唇沟中。

【功能】疏散风热，通利鼻窍。

【主治】鼻塞，鼻衄，鼻渊，鼻息肉，口眼㖞斜，面痒浮肿，胆道蛔虫症等。

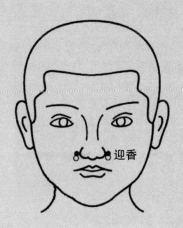

肩井

【定位】在肩上，前直乳中，大椎穴与肩峰端连线的中点上。

【功能】祛风清热，活络消肿。

【主治】项强，肩背痛，手臂不举，中风偏瘫，滞产，产后血晕，乳痈，瘰疬，高血压，功能性子宫出血等。

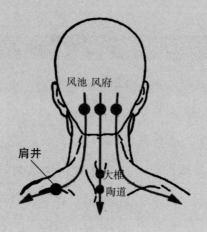

二间、中魁

二间治牙痛。

为何二间能治牙痛？

阳明经络到牙齿，阳明胃肠发热，牙齿最明显感到肿胀不安，二间、三间能够让阳明胃肠经更通畅。

二间是什么穴呢？荥穴。荥主身热，可以治阳明肿胀肿痛之热，它能够解表清热，消肿利咽。不单能治牙痛、咽肿，也可以治扁桃体发炎。

比如说喉痛、喉痹，古书记载：一患者，服食了附子以后，咽喉肿痛、喉痹，二间、少商一刺下去，放点血出来喉痹就好了。

喉头水肿，咽喉肿胀，二间配少商，是妙配，能够缓解咽喉部的压力，腾空咽喉空间。

二间、三间都是腾空的要穴，红肿热痛中，肿是占位性的，占据了空间，你看三五个人挤在空间狭小的地方，压力很大，怎么办呢？找第二间房子，还不够用的话，再找第三间。二间、三间可以疏解闷热压抑，可以解除急躁烦闷，这就是腾空空间的要穴。

董氏奇穴里，用二间、中魁治什么？治疗肿瘤。手上的穴可以治疗肿瘤。

于是我突发奇想，我们可以用穴位来预防肿瘤。治其未萌，治其初成，治其已结。

治病分为三阶段，没有萌发的、刚刚萌发的和已经结成的。

治其未萌，这是上医之举。平时多搓二间、中魁，可以防止消化系统肿瘤。

三叉神经痛，痛的时候犹如过电一般，用二间配太冲，太冲对神经痛有不错的效果。

太冲、合谷，再配合二间和三间，这四关一开，治一切神经绷紧样痛，绷得太紧就没有缓解的空间了。

前段时间我看到一个小孩子眉间青筋明显，我问他妈妈，孩子是不是肚子不舒服。

他妈妈谅讶地点点头，并询问我可有解救之法。

小孩子只要看到眉间有青筋的，很可能是肚子不舒服，消化不良。

如果中年人和老年人眉间有青筋，一般是心脏有问题。

小孩子心脏不行的很少，都是吃到凉冷的食物引起的胃肠不适。

色青为有寒。

怎么办？我给孩子用附子理中丸。

药一下肚，他这腹痛就消失了，眉间的青筋转红，那位妈妈千恩万谢地带着孩子走了。

如果碰到肩背痛和腰痛，那就用二间、委中和昆仑。

如果鼻衄、鼻出血，用二间、迎香配少商，可以治鼻出血。

多卧善睡的，多卧，比如吃完饭就喜欢卧倒，现在这样的人很多，因为脑中缺血氧，用二间可以增氧。

《类经图翼》上面记载，目黄口干，眼㖞斜，用二间。

口干、目黄，这些都是热上五官的症状，二间是阳明荥穴，六经实热，总清阳明，荥主身热。为什么是阳明经？六经再大的热都要找阳明经，阳明胃经，或阳明大肠经也行。为什么用二间？二间是荥穴，清热效果相当好，头面上的五官红肿就得用二间。如果心胸、肚腹、腿脚的红肿呢？那就得找胃的荥穴——内庭。

二间和内庭都是荥穴，都属阳明经，阳明经是多气多血之经，气血一旦炽盛火热，就用二间配内庭。

开二间和三间，可以治疗各种郁热闷热、邪淫热、肿瘤热、失眠热、煎炸烧烤热、情志热、动怒热和烦躁热。

总之，各种热，诸痛痒疮皆属于心，都可以从中而治。

急则攻心，一分着急一分火，分分着急分分火。女的着急上火，易患膀胱炎、尿道炎，严重的甚至动血，崩漏下血，着急也。

越痒的人越烦，越烦的人越痒。

痒怎么办呢？所有皮肤痒，就一两味药，地肤子和白鲜皮。把这两味药打成粉，可以用于各种皮肤病。癣疾，恶性皮肤病，皮肤湿疮湿疹，这两味药一调出来，瘙痒皆减退。

还可以加止痒六味，也可以加祛风的，可以去痒如神。

无痒不烦，那疮呢？疮痈原是火毒生，火从哪里来？饮食之火，着急之火，还有一个熬夜之火。

我们消炎不是简单地用车前草、黄连、黄柏，我们还要懂得拓宽心的空间，用二间和三间。

《医宗金鉴》讲：

> 三里三间并二间，主治牙疼食物难。
>
> 兼治偏风眼目疾，针灸三穴莫叫偏。

穴不要刺偏了，该刺二间，却扎到一间去了，怎么能有效呢？扎足三里却扎到足二里去了，当然没效了。

牙痛的时候，咀嚼食物困难，痛得饭都吃不下，用二间、三间和足三里。

《针灸资生经》讲，二间三间疗多卧喜睡。

肥人多痰油，痰油糊住大脑，人多卧喜睡。二间、三间能够去除痰油，清出空间，使人不再昏昏沉沉。

《百症赋》讲：

> 寒栗恶寒，二间疏通阴郄暗。

二间、阴郄，可以疏通这些热极生寒的堵塞和面色晦暗。

面黑者必便难，这人阴沉着脸，大便肯定不够通畅，二间可以疏通。

二间，五行属水，阳明经属于金，金生水，实则泻其子，所以这个大肠经的实热便秘，大便不通，头面流油，就泻二间。

二间就是二陈汤，二陈就是让上下两边的痰油都往下走，最后，肠胃恢复它应有的空间，纳食才香。

中魁理翻胃而即愈。

中魁穴在中指上，手握成拳的时候，中指指节的中间是最大的，中魁这里攻击性极强。中指气脉比较旺，它是魁首。中指略微弯，我们把中指看作一个胃，中魁是胃大弯，四缝内部就是胃小弯。挑四缝可以治食积、胃肠积滞。你就搓四缝穴跟手背后的中魁，使劲按，把那个结节揉碎，胃口就开化了。平时吃完饭，多搓中魁穴，可以顺胃。

中魁这个地方非常重要，它还主膝盖痛。

如果踝关节痛，在第一个指节下针；如果膝关节痛，就在第二个指节下针，总之你找到一个痛得的最厉害处的点下针。

如果是股骨头髋关节痛呢？那就在掌指交会处，第三个指节下针，掌指交会之处，这周围找痛得最厉害的痛点。

这些都是治标的方法，可以让你缓解一阵子。如果想要好很多年，使旧疾不再犯，出汗后就不要碰冷水，要常练指头力量。

从中医的角度来看，有两个中，一个是心脏为五脏之中；另一个是胃为五脏之中，提供粮草。

所以中魁穴既能治心脏病也能治胃病。

你知道什么叫翻胃吗？在古代翻胃就是指胃癌。

中魁能够防治胃癌的。

怎么防治呢？中魁配中脘，二中穴，中脘是平的，中魁是尖的，尖就能破，平就能补。

二间、中魁 第37讲

中魁相当于三七，可以破积，中脘相当于山药，可以补虚，所以谁能够巧妙地掌控好破积跟补虚，谁就有相当好的体质。

无病不是虚，无病不留积，就是说病到最后都会长结块的。风湿疙瘩结块，息肉结块，痔疮结块，口腔溃疡也会肿一个结块，牙肿是结块，胆囊炎最后会长结块，青春痘是结块，子宫肌瘤是结块，多囊卵巢综合征也是结块，这些结怎么办？破结守中魁。但是无虚不留积，所以用中脘再补虚。二中结合，非常中正平和。

《医经小学》上记载，中者，第二节尖，治反胃。

《针灸大成》讲，治五噎，格拒，灸七壮，然后宜泻之，可以针刺泻之。

灸之为补，针之为泻。

《寿世方》中记载，如果鼻出血，中魁这周围用线扎紧。

为什么扎紧中指周围，可以治鼻出血？

把手看作一个鼻子，鼻翼就是大指、二指、四指跟五指。鼻头就在中魁，所以中魁是治鼻炎的，它可以治疗鼻闭。

《中国针灸学》讲到，中魁灸三壮，主食道狭窄，食欲减退，胃扩张。

《针灸大成》讲，中魁中脘，可以主胃脘停痰，口吐清水。口吐清水，诸病水液，澄澈清冷，皆属于寒，用艾灸之即热。口为脾胃中土所开窍之处，中脘在人体的躯干之中，中魁在指节之中，以躯干之中、指节之中治疗口中，这是以中治中。漏口水、嘴歪、流清涕时，艾灸中魁配中脘，非常管用。

现代多用中魁治疗嗝逆，膈肌拘挛，效果理想。

中魁治疗白癜风跟癫痫也有效。

如果把手看作一个人，中魁一定是督脉上面的要穴，可以通最难通的关节。中魁主背部跟腰部，如果督脉行到背腰处堵住了，就用中魁，它可以治疗腰背疾患。

217

小贴士

二间

【定位】微握拳，在第 2 掌指关节前，桡侧凹陷处。

【功能】解表，清热，利咽。

【主治】咽喉肿痛，齿痛，鼻衄，目昏，口喝，颔肿，热病等。

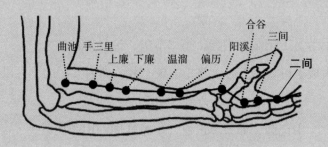

中魁

【定位】在中指背侧近侧指间关节的中点处。

【功能】降逆和胃，疏通经络。

【主治】呕吐，噎膈，鼻衄，牙痛，白癜风等。

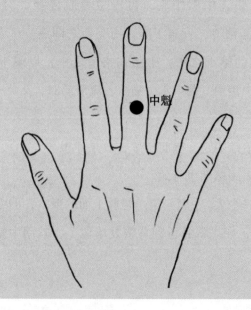

百劳、通里

百劳止虚汗。

为什么百劳穴能够止虚汗？它在哪里？在颈部，又叫颈百劳，百种疲劳都可以从颈部看出来。疲劳虚劳的百病，百劳穴皆可用，它能够提升正气于颅脑，头颈。

百劳穴能够祛除虚劳病的自汗、盗汗，它相当于黄芪和党参，补百种虚劳，又叫补中益气穴。

一个人开始烦的时候，说明他疲劳了，劳则烦。这时应该怎么办？按百劳。我们平时按摩的时候，第一个动作是拿肩井，拿肩井对治颈肩综合征非常有效果，然后再用一只手托住额头，另外一只手拿大椎跟百劳。这两个动作持续做半个小时，整个人从头放松到脚，就是颈三药。

拿肩井相当于丹参，起到活血的作用，治臂痛如拿，血一通臂痛当然没有了，正所谓通则不痛。拿百劳相当于黄芪、川芎，补气上头。拿大椎相当于党参、葛根，主颈椎痛。

葛根、丹参、川芎、黄芪、党参，把这五味药放在一起，随手开个一二十克，二三十克，许多颈肩疲劳症都能得到缓解。

如果最近觉得脑袋昏昏沉沉，颈很僵硬，感觉就像快要落枕了，就抓这五味药，一熬汤，对治百种疲劳。

百劳穴是经外奇穴，在大椎穴上两寸，旁开一寸，能补虚劳，通经活络。无劳不伤风，不疲劳的时候，淋雨、涉水都没事的。

如果有人风一吹就感冒，鼻流清涕，百劳穴拍打、艾灸、拔火罐，都有助于拔除疲劳，灸掉风寒。

百劳主咳嗽，尤其是久咳。百劳加肺俞，艾灸下去，咳嗽绝对是可以缓解的，这个方法屡试屡效。

《黄帝内经》讲，肺为娇脏，劳则气耗，首灸百劳穴。

一些肺病和肺结核，这些都是虚劳病，虚劳病肺最容易出问题，百劳主肺虚，这个穴位最靠近肺，五脏里肺为天幕，百劳在天顶，它是最靠近肺的。

百劳主落枕，此时用太溪配百劳、后溪，后溪能主急性落枕，太溪能补肾，再加上百劳，堪称金水相生，手脚并治。

古籍上讲，瘰疬连珠，百劳主之。

瘰疬连珠是什么意思？就是像葡萄串似的，又像青蛙打蛋（产卵）一样，产的卵就是一连串的，一坨坨，一粒粒。

怎么办？不要怕，百劳主之。灸百劳，七七四十九壮，就可以让瘰疬连珠消散。

中医治疗包块就是行阳，阳气所到之处，断无生包块之理。晚上拍打百劳，能够缓解一整天的百种疲劳，同时还能预防生长瘰疬包块，让包块在未萌初萌的时候，就给消化掉了。

有个患者，得了瘰疬，脖子都歪了，吃了很多药都不见好，我一看，原来是百劳穴，常年受风寒，于是在颈部重用艾灸，过一段时间，前面的瘰疬块就消解掉了。

这叫前病后治，后面的颈椎动力足了，前面的包块就留不住。

要治疗这些瘰疬、瘿疹，初起的用风池之类的穴位，严重的就一定要用百劳，疲劳了，它才老在身体里赖着不走。

人一日不睡十日不醒，一天不睡觉，十天睡不醒。如果十天不睡觉，那你三五年都很难恢复到巅峰状态，因为你已经伤到骨髓了。

人呢，子时不睡，必损元气，元气损则先天之气不生，人则无以领先。要善于保持先天之气，做事就可以独占鳌头。

百劳可治瘰疬，各种恶症癌症转移的，都可以当作瘰疬连珠治。比如肺癌肝转移，肝癌肠转移，转移之后不就是连珠吗？隔脏腑连珠是最恶毒的，百劳主瘰疬连珠，此时可选百劳。

长一粒粒的包块，连成珠的，像乳腺增生，增生三五个的；子宫肌瘤，有的有二十个小肌瘤的；有泥沙样结石的，一块一块的；青春痘长满脸的，叫连珠青春痘；还有带状疱疹，一连带一片，好像由母带子，由将带兵一样，一排连过去，连成珠子的，都可用百劳。

人体穴位中，只有百劳有这个功能，其他穴位没有记载。

妇人产后浑身痛，可以针百劳穴，如果开方，就是桂枝汤加红参、野生党参。

生完小孩，大出血，浑身痛，风寒乘虚而入，桂枝汤调和营卫，人参和党参补虚、补百种疲劳。生完小孩，就是一种虚劳之象，所以要坐月子，要慎风寒，要节饮食，要惜精神，要戒嗔怒，这四样要做足。

《针灸大成》讲，神门、心俞、百劳联用，可以治疗胃寒腹痛。为什么心俞跟神门要配百劳呢？脾土由心火生，火生土，所以心俞、神门使心火足以后，消化就好。吃饭的时候不专心，多思多虑，就会消化不良，因为心火上大脑了，没有下去温脾，火烧到上面去，结果下面的米就不熟了。

我们要把火拿到食物的下面来，吃饭的时候，一定要专注当下，不可以心思飘移，不可以看电视，也不能讲话，应该慢慢吃，细嚼慢咽。你只要认真地吃半个小时，接下来半天都很精神。如果狼吞虎咽，心不在焉地吃，你半天都会累，会烦躁。所以好多的烦躁是饮食不节，所谓不节不单是乱吃，还是吃饭的态度不平和。

神门、心俞、百劳可以治疗脾脏寒，脏寒生满病，艾灸这三个穴位，气就恢复了，再少思寡欲，肠胃好得不得了。

现代百劳穴主要用于支气管哮喘、颈部疲劳伤，以及神经衰弱。百有众多的意思，劳就是劳累，疲劳，颈部最容易疲劳，颈肩腰腿痛，百劳主之。

通里疗心惊而即瘥。

通里穴能够治疗心惊胆战的病。

通里穴，是什么穴？手少阴心经的络穴，是心经跟五脏六腑建立联系的一个要穴。

如果有些人心烦引起肚子痛，就用足三里配通里；如果只是吃凉东西引起的肚子痛，单用足三里就行。

总结一下，凡因情志出现脏腑不和的，取本脏腑的要穴，再加通里。

因为烦伤心，只要有心虚这种现象，就用通里，它是络穴，是心经联络各脏腑十二经络的一个穴，是君主之官。

通里可以通到小肠里面，因为心与小肠相表里，小肠是受盛之官，化物的，那么哪种类型的消化系统疾病最适合用通里？就是吃饭的时候想法非常多，讲话非常多的，这种消化不良，就适合用通里。

通里能清心安神，通利喉舌，行气活血，所以咽喉、食道、舌头长包块，疼痛，用通里。

通里配廉泉、哑门，治疗舌强不语，像中风后音声都讲不出来的就适用。

如果心律不齐怎么办？用通里配太渊、心俞，严重的还要配复溜，复溜能起六脉之沉匿。

那精神分裂怎么办？原络配穴法。精神分裂、狂症、狂躁，腕骨配通里，就可以将分裂理顺。

头晕、目眩、眼花，用通里、太阳配风池。

你看月经不调的妇女，没有哪个有脾气好。月经不调，适合用通里，配三阴交、隐白，让这些沮丧的、脸色煞白不好看的都隐掉，用隐白配通里可以治月经不调。

《千金方》上面讲，凡心卒痛，就是心绞痛，通里主之。

还有惊恐害怕，若惊弓之鸟，通里主之。一听到检查报告不好，或一听到噩耗，人就瘫下去了，艾灸通里。

《医宗金鉴》讲，通里主心烦极甚，怔忡不宁，烦到极致，通里下一针。

如果无事而常生烦恼，选哪个穴？通里嘛。

痰热结胸，堵在里面，像心血管被痰油糊住，劳宫、通里、大陵和膻中，这四个穴位专门治胸中满痛，相当于小陷胸汤，《针灸大成》讲的。人疲劳以后，就会生痰，痰生起来，就要找通向里面的通路，用膻中的喜乐，将气补足了，把这些痰油埋到大陵穴去，降浊。

《医宗金鉴》还讲到，通里治妇女经漏多崩。其实崩漏跟崩汗是一样的，用百劳配通里，可以治疗崩漏。

现代医学表明，针灸通里，可以明显提高大脑皮层功能，也就是说，可以增强记忆力，所以癫痫大发作，脑电波紊乱的，针灸通里穴，可以平稳脑电波。如果最近老是乱梦、异梦非常多，针灸通里，能够减少乱梦。

小贴士

百劳

【定位】在项部，大椎直上2寸，后正中线旁开1寸。

【功能】滋养肺阴，舒筋通络，活血止痛。

【主治】瘰疬，咳嗽，气喘，骨蒸潮热，颈项强痛，妇人产后痛病等。

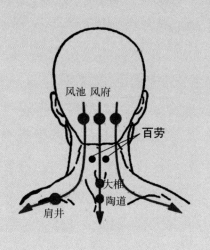

通里

【**定位**】在前臂掌侧，尺侧腕屈肌腱的桡侧缘，腕横纹上1寸。

【**功能**】通经活络，养血安神。

【**主治**】心痛，心悸怔忡，头晕目眩，咽喉肿痛，暴瘖，舌强不语，腕关节痛等。

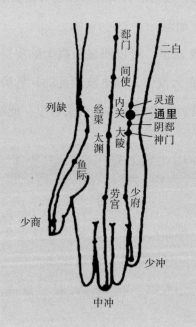

第39讲 大小骨空、左右太阳

大小骨空，治眼烂，能止冷泪；

左右太阳，医目疼，善除血翳。

大小骨空，属经外奇穴。你看我们五官中哪个地方最灵活？眼睛，还有嘴巴。人手哪个地方最灵活？手指跟手腕，所以手指的穴位能够明目开窍。

手指上的穴位几乎都通眼睛，如果眼睛不适，可以自己掐手指，哪个地方最痛，使劲掐下去，掐到流泪，眼睛就能好些，会比较舒服，减轻眼疲劳。

左右太阳穴，能医目疼，善除血翳。如果眼睛跌打瘀血，两边太阳穴一放血，眼肿就消下去了。

大骨空在大拇指背侧指间关节的中点。

如果左边的鼻孔出血，就艾灸右侧的大骨空，可以止血。同样地，如果右边鼻孔流血，就艾灸左侧的大骨空。

大骨空配风池，可以退翳明目，治疗目痛目翳，风热目翳。

如果是白内障老化，要配肝俞。

因为虚的就要到背上找背俞穴去补，实的则是祛掉风邪。

骨空，顾名思义，有孔隙，空虚之处，便是容邪之所，邪风容易进去。在《针灸大成》中记载，两边的大骨空穴位，各灸七壮，可以将眼生翳膜退下来。

迎风流泪，如果泪水是冷的，就用大小骨空配太阳穴跟光明穴，对治迎风流泪有特效。

《针灸神书》上记载，风涎烂眼可怜人，泪出汪汪受苦辛，大小骨空升阳法，艾火须当诚得真。

烂眼症,艾灸大小骨空,就可以升阳。手乃身体阳气畅达之处,艾灸以后,阳气会源源不断往上走,清阳上升,出上窍,实四肢,就会没有将军肚、水桶腰、腹泻、大便溏稀。不信的可以试试,不断地艾灸大、小骨空,大便稀溏就没了,为什么呢?清阳实四肢。

大便溏稀的机理是什么?清阳在下,则生飧泻。让清阳在上就行了,艾灸大小骨空,清阳可以发腠理,实四肢,出上窍。

如此看来,大、小骨空能治疗一切清阳不升引起的问题。

现代研究发现,大骨空不光治目疾效果好,还可以治扁平疣,如果手上、脸上长扁平疣难治愈的,灸大骨空,就可以脱落。扁平疣就是皮肤表面的一些浊阴,清阳一升,这些疣啊、浊物啊,就呆不住了,像笋脱壳一样,你看到春天阳气足的时候,笋长一节就脱掉一层衣服,最后长得很清秀,可见清阳之气的重要性。

小骨空在小指的背侧,一二指关节的中央。小骨空如果太矮的话,一般会先天肾虚,肾不足。

《针灸逢源》讲,外障先针小骨空。就是外面有些翳障,白内障之类的,就针小骨空。

小骨空治疗目痛也很有效,还可以治疗腰背痛。

左右太阳,医目疼,善除血翳。

太阳穴可以提神醒脑,消除疲劳,可以通络止痛。人昏昏沉沉的时候,太阳穴那里擦点风油精,立即提神醒脑。

太阳穴是武术拳谱里致命的穴位,是死穴,此穴被打,轻则晕厥,重则是会丧命的。

因此在太阳穴这里针刺按摩的时候,要格外注意,手法不能太强。

天行赤眼,如果得了红眼病,用太阳穴配合风池。红眼病有传染性,凡是传染病,都要灸风穴,没有风作为媒介,江边的湿气不会吹过来。所以传染病如流行性感冒、红眼病、腮腺炎等,统统都要用风池。

风池配太阳穴，可以治疗天行赤眼；天行腮腺炎，要用风池配合颊车、地仓，还有合谷。

一句话，学校里头，大家都有可能得的病，就取风池，风池用好了，督脉强大了，足太阳膀胱经主表就强大了。

《针灸大成》上讲，一切眼部红肿，头痛，血压高，颅内压高，用三棱针刺左右太阳二穴，血一出，热随血去，阳随阴降。

有些人生气以后，额头冒青筋，面色赤红，赶紧在太阳穴点刺。

《验方新编》讲到，人风火眼痛，眼珠子有点像甲亢病人的眼睛，瞪人很凶的，太阳穴敷贴法，用黄丹跟白蜜敷贴太阳穴，立效。

《良方集腋》讲到，偏正头痛用斑蝥，取斑蝥一个，去掉头和足，隔着纸研成细末，去掉衣壳，将末少许点在膏药上，如果是偏左边头痛，就贴右边太阳穴，偏右痛贴左边，隔半日要取下来，不能贴太久，贴久了周围的肉会烂掉。治偏头痛，这一招非常厉害。

这种方法还治疲劳头痛老好不了的。如果不敢用斑蝥，觉得太恐怖了，会烂肉，那就用川贝一个，白胡椒七个，研成细末，用葱头打出来的汁调糊做成丸，像柏子仁那么大，然后，用膏药贴在太阳穴，严重头痛就会缓解。

为什么要用葱汁呢？通中发汗；白胡椒辛香定痛。

小贴士

大小骨空

【定位】大骨空在拇指背侧指间关节的中点处。小骨空在小指背侧近侧指间关节的中点处。

【功能】大骨空功能祛风泻火，退翳明目。小骨空功能明目止痛。

【主治】大骨空主治目痛，翳膜内障，鼻衄，吐泻等。小骨空主治目疾，耳聋，喉痛，指痛等。

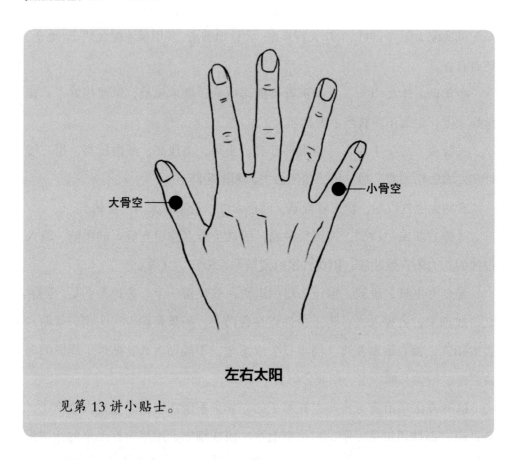

左右太阳

见第 13 讲小贴士。

第 40 讲   心俞、肾俞

心俞肾俞，治腰肾虚乏之梦遗。

遗精、梦遗、漏精的原因是什么？千般漏精都离不开一样，心动神动了。

地动山摇，根基不牢。

地动山摇，心动了，下面肾就不牢固了。

《黄帝内经》叫：

心动则五脏六腑皆摇。

怎么办，如何定其神，固其精？

我们要找精和神的统摄穴，能够固精定神的穴。定神穴是哪个？心俞，心藏神。固精呢？肾俞。凡是俞穴，都能够治本脏腑的精气神，都能强大本脏腑的功能，所以疲劳虚累了就推背，因为五脏六腑的俞穴都在背上。

心俞、肾俞两个穴位相配，可以治疗腰虚困乏，遗精遗尿。假如孩子晚上尿频或者遗尿，就在这两个穴位用风湿贴，贴两贴下去，晚上遗尿就会减少了。

还有老人频频地上厕所，这个虽不是梦遗，但是夜尿频多，也属于漏精，精华下漏了，本来晚上可以一觉到天亮的，结果起来好几次，睡眠受到干扰，身体精华又外流。

心俞和肾俞这两个穴，在我看来它们是能聚精会神的。

你背书的时候，不妨试试拿穴位贴贴住心俞、肾俞，然后再开始背书，会比平常更专注。也可以去撞背，撞心俞和肾俞，撞通以后，专注力肯定会有提高。

慢性病、虚损病、失眠病，用心俞和肾俞，让心肾交济。

每年五六月份的时候，开始亢盛了，心往上面走了，肾水如果接济不上，到大暑的时候，人就会虚累。煮糯米汤喝，糯米汤里头再加一点点野党参、人参，糯米汤可以旋复阴阳。

为什么端午节要吃粽子？民间流传的说法是纪念爱国诗人屈原，从中医角度来说，我觉得原因有两点：第一，是因为湿气为患，要吃点艾叶、菖蒲或者大蒜；第二，人到五月的时候，五月半夏生，五月夏枯草开始枯萎，阴阳要交合的时候，我们就要用如胶的有混沌之气的糯米，黏稠的，让阴阳交合。

糯米粥，还有粽子就是中药里头的关元，能将元气关锁，精关固摄，使人心肾不分离，精神充沛。

心俞穴，位于足太阳膀胱经，又叫心念穴，心念妄念纷飞的，这个穴要敷贴，要常撞背，有些人撞背以后，失眠好了，为什么？因为心俞撞通了。

前一段时间，有个朋友来找我，说体检报告显示有心脏三尖瓣关闭不全。

我说，你如果七八十岁，真的很不好搞，但是你现在只有二三十岁，属于壮年阶段，壮年阶段都可调。

想要解决瓣膜关闭不全，不能单靠药物，还要靠什么？专心致志做一件事。要按心俞和肾俞，可以聚精会神，不单治梦遗。瓣膜关闭不全，血会遗漏，血瘀，因此用心俞和肾俞也管用。

心俞能宽胸理气，化痰宁神，所以对于精神疾患、失眠、癫狂、冠心病都管用。

心绞痛呢，心俞要配巨阙，用俞募配穴法。俞募配穴法一般治内脏病，而原络配穴法治四肢病。

原穴配络穴，如神门配列缺，就可以通达手足经络，让手脚灵活；俞穴跟募穴配，就可以充实脏腑，让五脏元真通畅。

如果一个人失眠，就用心俞配神门，心主神明。

如果惊悸，用心俞配阳纲，让心充满阳刚之气，人自然无所惧怕。

心俞配合三阴交，可以治妇人脏燥，喜悲伤欲哭的百合病。如果咳血呢？心主血脉嘛，血症要寻郄穴，缝隙裂开来了，才会进出血，所以心俞要配肺经郄穴——孔最。

那些最细小的孔出现漏洞了，用孔最，如果是脑血管意外呢？也是用孔最穴，它可以止血，心俞配孔最，太好用了。以后一看到脑血管出血，给十宣放血，然后在恢复期用补阳还五汤，重用黄芪，比如100克。

《外台秘要》讲，心俞穴，主心痛，与背相引而痛。

心俞，主心跟背疼痛，若碰到经常挑重担，背老有创伤的，用心俞，效果非常好。

《针灸大成》讲，主呕吐，不下食。食物下不了，呕吐，心思狂乱，心乱如麻，用心俞。

《针灸甲乙经》讲，泪出悲伤，心俞主之。

一般悲是要找肺俞的，泪出悲伤为什么找心俞呢？因为七情动摇，都要从心而出，所以心俞配合肝俞，主动怒；心俞配合肺俞，主动悲；心俞配合肾俞，主恐惧。

《备急千金要方》上讲到，吐逆呕不得食，有些咽喉有物，堵住了，吃什么呕什么，根本不能进食，灸心俞百壮就可以缓解；还有虚劳中风，灸心俞百壮也可以缓急。

男子遗精，妇女白带增多，或者尿里头也有些白浊，可以用心俞、肾俞配关元，当然也可以配白环俞，白环俞专门主治尿里头带一些白丝的。

现代研究发现，针刺心俞穴，可使心动过缓的跳得快一点，心动过快的跳得和缓一点，它是双向调节，有助于心脏的舒张收缩，能够让紧张的心脏变得松缓，让倦怠的心脏恢复力量，增加心排血量。

前病后治，心俞穴还可以治疗前面胸膈的所有病。因为心主智慧，上血于大脑，所以心俞可以治痴呆健忘。

肾主腰脚，肾俞主腰脊痛。

肾俞配环跳可治坐骨神经痛。

妇女月经失调，用肾俞配血海、三阴交。

肾开窍于耳，所以耳鸣耳聋，肾俞配听宫、听会、耳门都好。

肾俞配水分、关元，可以治疗脚肿。

珍仔围村的大叔，下肢麻木瘫痪，长期坐轮椅，大家都认为没机会了。经我引导，他已经能够走路了，虽然走不太远。

我让他天天晒太阳，喝姜枣茶、小米粥。如果觉得冷就喝姜枣茶，觉得烦热就喝小米粥，天天只喝这两样汤饮。这样坚持了一个月，大叔便从轮椅上站起来了，如果条件好的，再买点野参跟黄芪，慢慢他腿脚筋骨就有力量了。最后拐杖一丢，自己走路了。

治下肢麻木瘫痪，腿脚难移，太冲是最奇的，再用肾俞配太冲，肾俞主后劲，太冲主冲劲，让腿脚有冲劲，又有后劲，行动就会恢复。

《千金方》讲，肾俞内关，主面赤热。赤就是红，乃心烦之象，内关主赤热谁都知道，可是为什么要加肾俞？因为内关主赤热，只是清热，肾俞是养阴的，两个联用，就是标本并治。

《针灸甲乙经》讲，溲难，肾俞主之。

一切小便的障碍，用肾俞。

久喘咳，肾俞主之。

病分上中下，疾有浅中深。初喘用肺俞，久喘用肾俞，如果时间不长不短，那就用脾俞，中间状态，土能生金。

但凡喘啊、咳啊，说严重又不严重，说不严重又时断时续，总也不好，挺令人烦的，用脾俞。

风劳腰痛，肾俞气海主之。有些人疲劳以后又吹风，又淋雨，回来腰痛了，不要紧，肾俞跟气海，一艾灸就好了。

结石，肾俞主之。肾俞有助于增强肾的精力，精力足就能把石头排出去。

现代研究发现，针刺肾俞有明显的解除或缓解肾和输尿管拘挛、结石疼痛之象。

所以肾俞可用于治疗中老年人尿失禁、结石、中风后尿潴留，它可以恢复输尿管能力。

小贴士

心俞

【**定位**】在背部，第 5 胸椎棘突下，旁开 1.5 寸。

【**功能**】散发心室之热。

【**主治**】惊悸，健忘，心烦，癫痫，失眠，咳嗽，吐血，风湿性心脏病，心绞痛，冠心病，心律不齐等。

肾俞

见第 14 讲小贴士。

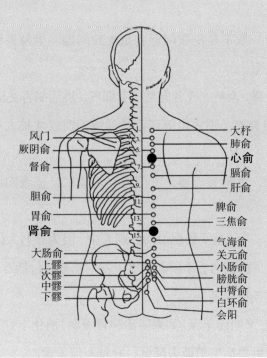

左侧	右侧
风门	大杼
厥阴俞	肺俞
督俞	**心俞**
	膈俞
胆俞	肝俞
胃俞	脾俞
肾俞	三焦俞
大肠俞	气海俞
上髎	关元俞
次髎	小肠俞
中髎	膀胱俞
下髎	中膂俞
	白环俞
	会阳

第 41 讲

委中、人中

人中委中，除腰脊痛闪之难制。

腰背痛，丝毫不敢动，整个人坐立不安，各种方法都难以制服。

曾经有一个北京西城区的大叔，搬煤气罐闪了腰，根本动不了，中医针灸科两位大夫同时为他施针，一位针人中，另一位针委中，同时捻几针，好了。

人中、委中可以让腰部岔气复位，可以复其正。人中在哪里？鼻唇沟，是鼻唇对应的水沟，能够主水沟的是什么地方？膀胱经，所以鼻唇沟是通膀胱，通尿道的。

腰部的疾患，一般不是泌尿问题就是生殖问题。生殖系统可以管骨头，泌尿系统管水湿代谢。

有些人精神分裂，涣散，或者容易招惹邪气，讲话胡言乱语，乱七八糟的，针人中，可以聚精会神。不一定等到危急晕厥的时候才掐人中急救，针人中可以会聚精神。

人中又叫水沟，这里善流通，专门通利水道的，按水沟可以治疗泌尿系统结石、尿痛。

如果是治腰部一个点痛，我就说回去刺人中，因为腰乃人体之中，是中枢。我们要知道这些穴位的别名，不同名称对应不同功效；包括看草药书的时候，一定要知道草药的各种别名。

比如说仙灵脾，又叫淫羊藿。如果要治脾肾虚弱，消化不好，脑子记性下降，我就写仙灵脾；如果要治生殖能力降低，我就写淫羊藿。

为什么叫淫羊藿？西北有羊，日食此藿，就是这种藿类植物，能够每日交尾近百，还可以翻越高山。有这种植物的地方，羊的生育率比其他地方的高。所以淫羊藿泡酒或者入药，可以增加精子的数目，提高精子质量。

这一味药还可以健脾胃，可以治老年人抽筋，使老人保持长久兴旺和生机，但给老人用药时就不要写淫羊藿了，要写仙灵脾，用的是它健脾胃的功效。

人中穴能开窍醒脑，宁心安神，回阳救逆。治疗头面诸疾，人中穴是很重要的。为什么道家、佛家修炼都是要眼观鼻，鼻观心，观鼻就是守人中，出入息。人体的督脉，要通过三次束渊过峡，沉脉起顶，凡是起顶的，骨节的，必有大穴。

我们来看，大椎穴这里起顶了，再上来，百会起顶，再下来，束渊过峡，两边的眼睛是水汪汪的峡，眉心这里是束下去的，然后再起顶，起一个鼻子，起顶以后，鼻子下面一定结穴，一定有大龙来结穴，结的就是人中这一个大穴。

人中穴配合谷，可以治休克、昏迷中风。如果是脑血管意外，脑溢血，那就要配十宣穴，可以将压力宣泄出去；精神疾患，比如精神分裂，就要人中配风池、风府。疯疯癫癫，就要用风穴，风善行而数变，精神的各种异常就找风穴。

水沟配承浆穴，再配曲池，可治消渴、咽干口燥，消渴病。

所以糖尿病不要怕，水沟、承浆这些穴位你常按，有助于控制血糖。我们这里有一个老爷子，八十多岁，颜若童子。他七十多岁得了糖尿病，血糖最高达 20mmol/L 左右，降糖药都降不下来。他结合点点按按，用了三年，成功把血糖控制好了，他现在是越活越精神。

由此可见，一个人不是得了病以后，就一直病着，身体一直差。只要病后起修，没有间断，一直坚持，会好起来的。

《针灸甲乙经》讲，寒热头痛，人中主之。

不管是寒头痛，还是热头痛，人中均可治，它可以通脑部的各处回沟。

鼻不闻香臭，人中主之。

衄血，人中主之。

《类经图翼》讲，人中名鬼室，百邪癫狂治。

人中是鬼室，就是说"鬼"在这里聚集，我们一驱赶，它们就散了，这里百邪癫狂可治。

如果人突然间被吓得晕死过去，这叫鬼激卒死者，灸人中。

有人晕车晕船，吐得翻天覆地，整个空间弥散着酸臭味，好多人闻到胃里也不舒服，想吐，赶紧掐人中。有人说按内关也管用，但按内关起效比较慢，内关是调气的，人中是调神的，神更快一点，气会慢一点。

《肘后备急方》讲，救卒死。一个人溺水，救起来以后，赶紧按人中，能让他苏醒过来，人中可以醒脑开窍。

临床研究发现，针刺人中，可以使颈总动脉血量明显增加，迅速改善昏迷、脑中风后遗症、低血压以及休克，而且针刺人中，对胃肠蠕动有非常显著的效果。但是人中这里属于强刺激，要对症使用，不要乱按。

人中和委中合用，可治腰脊痛闪、腰背痛转摇不得，还能治强直性脊柱炎、腰脊不能弯曲。

委中穴，委即是弯曲，这个地方你踢一脚下去，人就跪下去了，属足太阳膀胱经，常按这里有助于屈伸，能屈能伸。如果颈肩腰背动不了了，腰脊痛，痛到不能屈伸了，用委中，叫以弯治弯。

还有些经脉的问题，坐骨神经痛、偏头痛、筋脉扭曲拘挛痛等等，按委中能舒筋活络，通血脉。它有助于下肢活动，如果中老年人下肢活动不利，拍委中。

委中配肾俞，两手攀足固肾腰，这是八段锦的招式。就是从肾俞一直拍到委中，再拍到太溪下面去，就可以固肾腰。

委中是血郄，这里放血可以除湿毒。

委中配风市可以治疗湿疹、疔疮，那些游走性的、带风的风湿。

委中配曲池，可以治皮肤病。委中和曲池放血，是皮肤病的克星，这一招是非常经典的配穴。

委中配足三里、环跳可治下肢麻痹。

委中配足三里可以治疗呕逆，欲调饱满之气逆，三里可胜。

《针灸甲乙经》上面讲，少腹坚肿（一切腹部包块坚肿），我们可以刺委中，委中一放血，一切硬疙瘩可以萎下来。

如果是扁桃体炎、腮腺炎、甲状腺肿大，这些肿块、硬块摸下去又烫又热的，委中一放血，它们就会软，然后再多喝一些水，就能慢慢稀释掉。

《千金方》上讲，腰重不能举体，好像腰部有石头挂着，坠坠的，刺委中出血，就可以如释重负。

小贴士

委中

【定位】在膝后区，腘横纹的中点。

【功能】舒筋通络，散瘀活血，清热解毒。

【主治】坐骨神经痛，小腿疲劳，肚子疼痛，脖子酸痛，腰部疼痛或疲劳，臀部疼痛，膝盖疼痛。

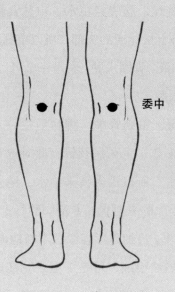

委中

人中

见第 19 讲小贴士。

第42讲　太溪、昆仑、申脉

太溪昆仑申脉，最疗足肿之迍。

足肿之迍，就说脚肿了，连走路都很困难。脚为什么肿？肾主腰脚。

哪种类型的人最容易脚肿？老人和孕妇，尤其是老人。

叶天士说过，若人向老，下元先亏。下半身先亏了，亏虚之处，便是容邪之所。

如果脚肿了，脚踝关节下面壅盛起来，用什么穴？昆仑。如果想要再找一个升阳除湿的穴位，就用申脉。

申脉属于哪条经？膀胱经，膀胱经主水。申脉穴藏在脚底，它又是八脉交会穴，申脉通阳跷，阳跷直接能通到头部，所以申脉配照海，可以治癫痫。申脉可以治疗癫痫、颅脑积液、脚踝水肿，它是一个可以将水湿升发出去的穴，昆仑和申脉，都能治这些水肿。

古人讲，肿，轻则脾湿，重则肾虚。脚肿不是一天两天的事，好多老年人脚肿反反复复已经有十多年了，久病及肾，此时选肾经的原穴，太溪。原穴多补虚，补肾，肾能治水，所以用太溪来治水，昆仑来平肿，申脉来升阳除湿，三个穴位齐聚，就是除肿三要素，专治脚肿行走困难，行步龙钟。

太溪穴，别名吕细，大溪。吕细是形容源源不断地流出像线一样细的精髓，像我们山沟里流出来的水虽然很细，可是一汇入龙江以后就变得很宏大，再流到大海会变得更宏大了。而太，乃大，太溪形容入水补益，人身体非常宏盛之样，有句话叫太溪固肾水，讲的就是这个穴位。

常按太溪，脚不容易崴伤。每次爬山之前做踝关节运动，再按太溪5分钟，它能固肾水，然后再去走山路，就不容易崴脚。

太溪穴能滋阴益肾，肾主骨，所以骨就不会轻易受伤了。有些人喜欢打球，我建议中场休息的时候，按太溪，运动的时候就不容易崴脚了。

太溪，还可以理解为太好休息了，如果睡不着觉，就按这里，引气归脚踵，能进入深沉呼吸，深睡眠，能产生大量的利息，身体的精气就是人体的利息，这些可以供你读书、做事业使用。

太溪能够补肾壮腰，通利三焦，它能治什么病呢？

太溪配少泽，可以治疗咽喉痛。如果咽喉痛刚二三天，就取少商；如果痛了有半年了，甚至时间更长，就用太溪。足少阴肾经夹舌本，循到咽喉，夹到舌本，太溪配曲池，可以治疗咽干口燥，咽喉干燥。

太溪配中极，可以治疗小便频数；配关元，可以治疗漏尿遗尿；太溪可以增强肾的正气，配肾俞可以治疗肾结石，配膀胱俞可以治疗膀胱结石，如此看来，太溪是一个百搭穴。

如果腰虚冷痛，用太溪配命门，命门可以燃起熊熊烈火。

有些患者，腰必须要绑一条毛巾，不绑总感觉腰部冷飕飕的，此时艾灸太溪配命门，就可以暖腰肾。

如果妇女阴道湿痒，那就用太溪配百虫。百虫穴，在血海周围，再配三阴交，就可以治疗妇人阴道湿痒。

耳鸣耳聋，太溪配耳门、听宫、听会，这三大要穴要张口即来，因为它们全部是开耳窍的，堪称耳聪配。

假如要治严重的眼睛问题，像白内障、青光眼，太难治了，怎么办？我们要取眼睛的穴，肝俞、光明、日月。然后再找它的母亲，虚则补其母，用太溪，固肾水。水能生木，还要用土来成其木，因为木生于水，而成于土，所以我们要选土金土穴足三里，加上太溪，再配合眼睛的穴，肝俞、睛明、日月、光明都好，哪个穴位最敏感就用哪个。

《针灸甲乙经》讲，尿黄，太溪主之。

太溪是人体的一股清流。有些黄疸病人，身体发黄，尿黄，眼睛黄，用太溪穴再加治黄要穴——腕骨，可以祛黄。

《针灸甲乙经》还讲，一个人闷不得卧，欲闭户牖，用太溪。一个人老想关在家里，不想出去，就想躺着，不想动，是肾气不足，我们只需要用命门补火，太溪注水，就相当于附子配熟地。

太溪就是熟地，命门就是附子，两个一搭配，滋阴而阳不燥，温阳而阴不腻，它就有动力。跪坐跟盘坐、双盘，都可以固太溪，固肾水。

有个前列腺炎的患者来找我看病，尿频、尿急、尿痛让他很苦恼，想让我帮帮他。

我说，路上有茅根，你拔一斤半斤的回去，分两次煮水，加点黄芪，吃两次就好了。再配合按太溪穴，将来就不复发了，太溪固肾水。

《针灸大成》讲，太溪如果配肝俞、阴市可以治疗疝瘕。阴是阴部，市是汇聚，阴市就是阴部汇聚的东西。

阴市在哪条经呢？胆经。如果肝胆部有堵塞，像股骨头坏死之类的，不正是阴部周围的一些坏死吗？用居髎、环跳加阴市。

阴市、肝俞配太溪可以治疗疝瘕。疝气一般要治肝，所以用肝俞、阴市；瘕，瘕聚，疝气肯定有水囊样的，只要出现有水的，就用太溪。

太溪还有很多精彩之处，像颅脑颈项周围长疮痈，用太溪穴。上病下取，太溪刚好在踝关节最狭窄之处，它通项脖。有个患者下巴长了很多疮，那就要用太溪穴，因为下巴代表下极下元，所以这个人肛门周围、阴部周围肯定湿浊很盛，才会下巴长疮。

如果额头长疮，是心火很旺，那肯定要泻心火，用导赤散；如果下巴络腮胡子周围长一些疮痈，我就会取太溪穴。

太溪补五脏，此一个穴位可以补十二经络。

> 五脏有疾，当取之十二原。

太溪乃是原穴之原，原中原。

它是最源头的，因为肾在最根底，一切的干燥都要起自太溪。

枝叶虽枯落，根本将自生。

枝叶已经枯落了，人显得很憔悴，但是太溪脉很有力的话，再过一段日子，人又生龙活虎了。

小孩子病的时候会打蔫，为什么一旦好了，很快就恢复生龙活虎，活蹦乱跳，因为他们太溪脉很足，这样的人喜欢纵跃，喜欢跳。

肾主齿，齿牙红肿，齿牙痛，也可以用太溪。

我们有一个牙痛奇方，分为阴方和阳方，突然间牙痛用阳方，大黄、甘草、薄荷，5~10克，泡水喝下去就好了。长时间痛，隐隐痛，这样的要用阴方，地骨皮、白芷、骨碎补。地骨皮、骨碎补，就相当于大杼、悬钟配太溪，地骨皮、白芷跟骨碎补这三味药，是主长久牙痛的。

昆仑穴。昆仑山之至高巅峰谓之昆仑。昆仑穴在脚下，所以踝关节痛首选昆仑，人体颅脑头顶疼痛，也选昆仑穴。孕妇不要针昆仑，针昆仑容易落胎，它能够活血止痛，舒筋活络，把那些瘀滞排出去。

昆仑是一个非常高耸的穴，昆仑配合后溪可以治头颈痛、偏头痛、头痛，后溪督脉通于颈，昆仑是以脚来治头。

坐骨神经痛，昆仑配环跳，环跳可治一阵一阵的神经痛，跳动的痛。

下肢痿弱不长肉，用昆仑穴配足二里。

如果是难产，用昆仑配合谷，开昆仑、合谷有助产之功。女人比较消瘦，将来生产很有可能难产，不要紧，结婚以后，多按昆仑、合谷、三阴交、足三里，有助于开骨。

脚抽筋叫痉，《针灸甲乙经》讲，痉，昆仑主之。腿抽筋，用淫羊藿、小伸筋草，或者太溪配阳陵泉，专治腿抽筋，更严重的急性抽筋，要加承山、承筋，就可把抽筋化解了。

脚跟红肿草鞋风，宜向昆仑穴上攻。

以前穿着草鞋，摩擦的皮肤局部会红肿，还有身体有湿热痛风也会红肿，取昆仑。严重的痛风结石，无端端地皮肉平地里长一个粗隆结石，很痛，找踝关节周围的昆仑穴，这是痛风的急救穴。

《肘后歌》讲，脚膝经年痛不休，内外踝边用意求。

内外踝有什么穴呢？照海、申脉、昆仑，在内外踝周围的，最疗足肿之连。

脚膝整年痛个不休不止的，你不需要知道什么穴名，仔细按内外踝周围就好。

你看内外踝，像不像两个轮子，轮是主前进的，那些关节点开了，走路会特别轻快。

申脉，又叫鬼路，是八脉交会穴之一。八脉交会穴是治众脉共同交会的，很重要。

申脉专门主脉道的神经紧张，除了癫痫，其他的一切紧张均可用申脉。

压榨性的头痛，掐申脉跟阳陵泉，就能够松开来。申脉这个穴位，让脉道伸展，能疏肝解郁。老百姓常说，左眼跳财，右眼跳灾，还有的人左右眼都在跳，怎么办？不要紧，不管怎么跳，就一招申脉配阳陵泉，立马就放松了。

腰部拘挛腰弯不下，用申脉配肾俞。

眉头紧皱，申脉配印堂。

口唇㖞斜，申脉配地仓。

脊强反折，强直性脊柱炎，申脉配后溪。

有人说，额头痛。究竟是额头中间，还是两边？如果是两边用阳明胃经，眉棱骨两边的解溪按下去，现场好；如果中间痛，后溪督脉通于颈，肯定要取督脉，就要按后溪。

针刺申脉治失眠效果好。

申脉又名鬼路，对付一些乱七八糟的怪病，申脉是非常管用的。为什么呢？阳气足了人会条达，会伸展，阴气盛了，人就会萎缩。

小贴士

太溪

【**定位**】在足内侧，内踝后方，内踝尖与跟腱之间的凹陷处。

【**功能**】清热生气。

【**主治**】咽喉肿痛，齿痛龈肿，耳聋耳鸣，视力减退，咳嗽，气喘，咯血，消渴，不寐，遗精，阳痿，月经不调，小便频数，腰背痛，足跟痛等。

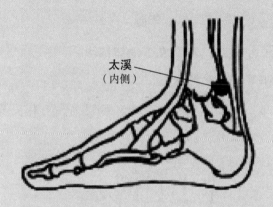

太溪
（内侧）

昆仑

【**定位**】在足部外踝后方，外踝尖与跟腱之间的凹陷处。

【**功能**】安神清热，舒筋活络。

【**主治**】头痛，目眩，项强，鼻衄，腰痛，脚跟痛，小儿癫痫，难产，胞衣不下，下肢麻痹，下肢瘫痪，坐骨神经痛，足踝关节及周围软组织疾患等。

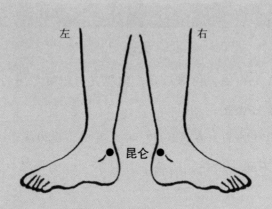

申脉

【定位】在足外侧部，外踝直下方凹陷中。

【功能】补阳益气，疏导水湿。

【主治】头痛，眩晕，癫、狂、痫，腰腿痛，足踝关节痛等。

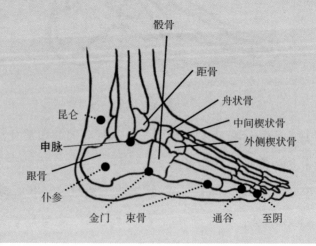

涌泉、关元、丰隆

涌泉关元丰隆，为治尸劳之例。

肺结核肺痨，以前叫传尸劳。如果有人得了肺结核肺痨死掉了，被丢弃在草间，人吸了周围的空气也会被传染，这是一种传染性疾病。

有一个中医世家很神奇，不管时下流行什么样的传染病，都跟他家没关系。他们家每周都会灸一次关元，将元气关紧，元气固密，凡阴阳之要，阳秘乃固，关元之气一旦密集，身体固若金汤，百邪莫干。

有的家长很无奈，自家孩子老感冒，只要学校有孩子感冒了，自家孩子必中招。

有办法。平时服玉屏风散，再艾灸关元。元气是最好的抵抗力，气弱病相欺，气足人欺病。此时还要选丰隆，丰隆一开，漫开乌云皆散。

丰隆属哪条经？胃经。土能生金，脾胃可以丰满肺的抵抗力，丰隆就有这个用途。

所谓尸劳之例，劳就是劳损，没有劳损，人就不容易被传染，像熬夜疲劳困倦的人，一场流感袭来，总是先中招。劳是百病元凶，劳乃万邪根底。

谁能解除疲劳，能治劳，谁就能治万病。思虑过度，劳损的是心脏；饮食过度，劳损的是肠胃；纵欲过度，劳损的是肾；发怒过度，劳损的是肝；卧躺讲话过度，劳损的是肺。

俗话说，五脏劳损，穷必及肾。肺部金水相生，治肺大都要治肾，涌泉是肾经的第一穴，地涌清泉，涓涓育我度长年。它可以洗涤肺部污垢，而且涌泉是井穴，井主心下满。

肺结核病人多有盗汗，涌泉主盗汗，汗为心之液，那些汗症的人一般都会有烦满，所以用井穴，可以不同程度减少汗症。

涌泉又名地冲，足心，它可以治虫。石头搬开来，下面缝隙里有什么？有蚯蚓、蜈蚣或者虫子，也就是说虫多藏于石缝隙，人体在缝隙间的穴位，大都能治虫。你看人站立时，脚与地面相贴，好像有条缝隙一样，那缝隙就是藏污纳垢之处，生虫长虫之所。

涌泉穴可以开窍醒脑，尸劳严重叫尸厥，晕过去了，涌泉下针。

扁鹊就从百会、涌泉同时下针，让晕厥的人苏醒过来。

晕厥癫痫，百会涌泉；头晕失眠，神门涌泉；五心烦热，劳宫涌泉。

五心烦热，像更年期综合征，心火无烟日日烧，骨头里有一种烧烫热，你摸表皮感觉不到，但是又感觉好热、好烦，涌泉主骨头热。

《肘后歌》讲，涌泉可治汗不通，下针周身汗自通。

如果顶心头痛眼不开，涌泉下针定安泰。

顶心头痛，巅顶痛用什么？用藁本，药引子，如果你没有藁本怎么办？我教你们一招，速愈巅顶痛，用涌泉，治疗巅顶百会疼痛。

为什么用然谷穴而不是涌泉穴治疗脑震荡呢？因为脑震荡、脑瘀血一般都不在巅顶，一般是头两侧周围这圈，这些位置更适宜用然谷穴。

涌泉、然谷与太溪，同样是肾经，然谷就在涌泉的周围。如果我们把脚竖起来，涌泉在最中心的位置，代表头顶。然谷在边沿，然谷是荥穴，荥主身热，跌打损伤，局部发热发炎，寻然谷，而且只要常打赤脚走路，就可以消化颅脑瘀血。

有一个教师，他经常到水库大坝上去锻炼身体，但是他说记忆力还是在下降，没有改善。

我说，你虽然进行各种锻炼，唯独就没有打赤脚走路。我让他试着打赤脚走。

一打赤脚走，他的记忆力就恢复了，以前忘掉的文章，又重新想起来了。

《铜人经》讲，治腰痛大便难，心中有结热，用涌泉。涌泉叫足心穴，说明它通的就是人体膻中心胸，通的是手心劳宫，所以疲劳以后，劳心以后身体烦热，用涌泉。

《针灸聚英》提到，喉闭失音，就是说喉头闭塞了，音声都出不来，涌泉主之。

涌泉穴可以增加音声的亮度，非常清脆。你去听在山林里头泉水流动的声音，清脆悦耳，十分动听。

涌泉主足心痛，突发心脏病，赶紧在涌泉穴下一针，可以治。

《备急千金方》上记载，有一次孙思邈外出看到一个老人拄着拐杖，另一条腿不敢踏地，五趾尽痛。现在说法是长骨刺，脚一着地，压迫神经，钻心的疼。于是孙思邈在涌泉跟然谷给他下针，施针之后，老人脚踏下去就没问题了。连续又用了多例案例，都是这效果。另外还有痛风结石、糖尿病足和跟骨骨刺，都属于此范畴，涌泉、然谷两个穴位针下去，脚就可以踏地了。

《医宗金鉴》讲，涌泉主治足心热。

我碰到一位患者，他手心足心都发热，已经持续十来年了。

我说，你这十年都在劳心，劳心就用劳宫；熬夜又劳肾，劳肾用涌泉；又常年伏案，玩手机、看电视，腰弯了，再用百劳。百劳、劳宫跟涌泉一起扎，当天晚上，脚不觉得热了，可以盖被子了，他高兴坏了。以前冬天都不可以盖被子的，手脚都发热。

《针灸甲乙经》上讲到，胁肋痛，肝郁化火，肝郁要选肝胆经，像阳陵泉；化火用涌泉，带水的。因为肝郁化火，木郁化火，必定伤肾水，涌泉跟阳陵泉可以滋水涵木。

《针灸大成》讲到，列缺、大陵、涌泉主四肢风痛。感觉疼痛在四肢走来走去，如电击样游走痛，取列缺、大陵（鬼心），然后再加涌泉，可治疗四肢风痛。

放血疗法的重要穴位有太阳、曲池跟委中，而敷贴疗法重点穴位是涌泉和关元。我如果讲敷贴，老奶奶也能成为治病能手，不需要识字，我只要画个图给你，什么病对应贴不同穴位。像失眠，不论心肾不济、阴虚阳亢，还是肝郁气滞，心火上燎，不论任何证型，只要失眠，就敷贴涌泉。只要是纳气归田，就没有错。

用大蒜，或者吴茱萸打粉，用醋敷到涌泉，就能够治愈失眠。

敷贴疗法用药极少，像黄豆那么大的药末就够了。黄豆粒大小的药，居然可以疗愈斗大的病，半天就可以调制出一个月都用不完的药。用一顿饭钱，足以治疗一个学校的人。比如把桃仁、杏仁、栀子、胡椒、糯米捣碎，与鸡蛋清调敷，可以明显降血压，降血糖，这个是经实证的。

涌泉穴本身就能往下降，再穴位敷贴，并长期持续地作用，不分昼夜，那效果就很厉害了。

如果小孩子咽喉痛发热，用陈醋调吴茱萸粉，贴涌泉，手到病除。

关元倒过来读是元关，它就是元气的开关，它是小肠经的募穴，也就是说它可以排小肠的一切浊气，排空以后，心脏就好，因为心与小肠相表里。所以古人发现，艾灸关元可以减少心脏病夜间发作的次数。

很多时候心肌缺血并不是心真的缺血，是肚子寒了，心下多少气血到肚子都不够，消化不过来，就显得很心慌，只需要艾灸关元，补足肚子的能量跟阳气，心就宽平了。

背心相控而痛，背痛彻心，心痛彻背，此时一定要灸中脘、关元和心俞，上中下都要灸，均为丹田所聚之处。

关元配中极，可以治小便频数，它就是金樱子、芡实、乌药、益智仁，水陆二仙丹，缩泉丸。小肠跟膀胱的募穴就是关元跟中极，它们两个配在一起，就能涩小肠收膀胱。不管是漏便、漏尿、漏鼻水、漏精液，就是关元配中极。

中极倒过来读叫极中，谐音集中，能够将气血集到中间去，膀胱能够将所有气血集中到中间来。

关元倒读是元关，元气能够关锁在这里。

《针灸甲乙经》讲，腹中冷痛，关元艾灸，泄泻不止，关元主之。

吃了凉冷的西瓜，肚子凉，拉肚子，艾灸关元，最直接有效。

我们上一次去爬山，太渴了，喝了凉山泉水，喝下去不久，几个体弱的孩子就开始肚子痛了。

山上有山苍树，我赶紧摘了些叶子，放到嘴里嚼了嚼，连带唾沫整团敷到他们关元的位置，之前孩子们脸色铁青，嘴唇煞白，一会儿就转红润了。几个孩子很快就跟着我们接着爬山去了。

当时如果找不到山苍，带个大蒜都管用。

把大蒜拍碎了，拍得越烂越好，敷在关元，等一会儿就没事了。

妇人绝子，关元主之。女人婚后无所出，用关元。不要只知道三阴交不知道关元。关元可以让畸形的子宫恢复圆满，能让子宫充气，关元一补上去，子宫壁就会变厚，容量变大，精血调畅。

《铜人经》上讲，转胞不得尿，妇人带下瘕瘕，或者恶露不止，关元主之。

子宫里头的脏东西排不出来，关元可以将其清出去。

《针灸大成》起码记载了关元主治五十种病症的疗法，这里就不一一列举了，有兴趣的朋友可以深入研究一下。

丰隆是络穴，丰是丰富，隆是隆盛，丰隆是能够让肌肉满盛的一个穴，生痰湿了它也可以排掉，是转痰湿为肌肉的一个要穴。

如果一个人发狂奔走，破口大骂，弃衣而走，登高而歌，说明阳气很冲动、很隆盛，此时就用丰隆配冲阳。

如果一个人癫痫发作，可以丰隆配照海，因为都是那团痰在作祟。

如果是疟疾呢，丰隆配陶道。

如果是痰多哮喘，丰隆配肺俞。

如果是咳嗽不愈，丰隆配尺泽。

如果是痰迷心窍，昏昏沉沉，丰隆配内关、太溪。

《肘后歌》讲，哮喘发来寝不得，丰隆刺入三分深。

如果是胸中如刺，若刀割，为有瘀血所阻，大便艰涩难出，也是用丰隆。

好比河流涩滞，舟车难通，一旦涨潮，船行驶就很轻松。所以涩滞不通，要选丰隆。

丰隆善治头重鼻塞。头很困重，肯定是湿邪，治痰湿就丰隆嘛；鼻又塞了，又被湿阻了，用丰隆。

《玉龙歌》讲，痰多宜向丰隆寻！

现代研究表明，丰隆可以治胃炎，浅表性胃炎，因为它在胃经上，治胃部疾病自然有效。

小贴士

涌泉

【定位】在足底部，蜷足时足前部凹陷处，约足底第2、第3趾缝纹头端与足跟连线的前1/3与后2/3交点上。

【功能】开窍，泻热，降逆。

【主治】神经衰弱、精力减退、倦怠感、妇女病、失眠、多眠症、高血压、晕眩、焦躁、糖尿病、过敏性鼻炎、更年期障碍、怕冷症、肾脏病等。

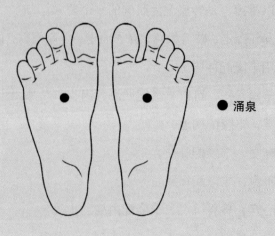

● 涌泉

关元

见第 18 讲小贴士。

丰隆

见第 16 讲小贴士。

第44讲　印堂、神庭

印堂治其惊搐，神庭理乎头风。

印堂穴可以治疗惊风抽搐，小孩子慢惊风，有些被吓到，有些吹了风寒发抖，都可以用印堂。

堂是什么？堂堂正正，这地方是正气所聚之处。

印呢？代表权印，印是比较重的。

印堂在督脉，又是经外奇穴。印堂可以清利头目，开窍醒神，可治头痛、鼻子出血、鼻炎，还治惊风失眠。如果印堂配左右迎香，就是鼻三穴。左右迎香加印堂一针，叫作三军交会，这个气就会聚到鼻尖，鼻子就会开窍，这是治鼻炎必学的。鼻三针，扎的时候，三针要均匀，类似等边三角形。

单刺印堂可以治疗胃脘痛。诸痛痒疮皆属于心，何止是胃脘痛，只要是眉心的穴，周身之痛皆可疗愈。

《形色外诊篇》中提到，如果印堂、额头有赤热之气，一般代表上火；如果枯泽，代表小病难缠；如果非常明润、光明，代表大病都有希望治愈，绝境都可以复生。

印堂就是五脏六腑舒不舒服的一个体现。

枯夭者死，明润者生。

这是印堂诊法。《幼幼新书》上讲到，印堂诊很厉害，印堂色青代表小孩子一般有风象，容易抽搐；印堂色红代表小孩子发热，尿会黄赤；印堂色紫，小孩子容易呕吐东西，像吐奶；印堂色白，惨白，没有色泽，代表小孩子气血两虚，脾胃消化不利；印堂色黑，浊阴不降，清阳不升，必有灾难；印堂黄，黄浊，一般是身体里的炎症，湿气所阻。

有些跌打伤医生，看看你眼睛，再看看你印堂就能开药了，非常准。

如果是老人印堂青黑，痰饮蒙在心上，那就是痰湿，痰湿是乌黑的，这个时候印堂一针就拨云见日。

《松峰说疫》讲，小孩子两目红肿，鼻流清涕，日夜啼哭，可以针刺太阳穴，刺后将芋头捣烂，敷在印堂到山根的位置，就会好转。

《扁鹊神应针灸经》记载，子女惊风皆可治。怎么治？印堂刺入艾来加。印堂刺下去还可以加艾灸。

人体胃叫中脘，中部，建中，如果病在阴，阴虚者，我们就调以阴药，阳虚者我们就调以阳药，阴阳两虚者，我们就调以小建中。

小建中这个汤方可以将中焦的气重新建立起来，如果再加中脘、印堂，治病如有神助。这些带"中"字的穴位，都是平衡阴阳、寒热虚实的。中极可以平衡尿液，中脘可以平衡饮食，膻中可以平衡情志。

人体还有许多带"中"字的穴位，各显神通。

人中，可以平衡神志救急，中府，可以平衡气量跟肚量，心胸狭窄气量小的人多拍中府。

诸气膹郁，皆属于肺。

委中，治腰脊背疼痛。委中可以平衡腰的侧弯，脊柱侧弯，使它不压迫任何一侧。

中魁理翻胃，这也是"中"字里面非常魁首的一个穴位，可以治疗各种邪气。

中封，中封蠡沟中都近，它可以封藏气血。

人体最多"中"的穴位其实是在任督二脉，它们虽然没有以"中"字命名，但是所处位置就是"中"。

所以任督二脉的穴，都可以调脾胃。四象五行皆藉土，土就是中土，中央土。

也就是说，只要在人体的中线，就可调脾胃，膻中能够治脾胃。

为什么有些胃病选中脘，有些就要选膻中？纯粹吃伤的，要选中脘；如果吃伤了，又跟别人吵架，就得选膻中；如果吃伤以后，大小便失利，甚至遗精泻精，那得用中极，连带着调他的脾胃；如果吃伤了过后，懒洋洋，就喜欢卧躺，那得选中直，中正。

一个"中"字，奥妙无穷，深入研究，治病用药，养生保健，可以立于不败之地。

有些人病后稀里糊涂，身体很差，一直不能恢复，我们要选哪个中？建里，也就是建中。里面就是中间，小建中穴，其实就是建里，五脏六腑可以重新建立、建设，建设乡里之穴。

印堂呢，主一身之阳气，端正亮堂之处，能消一切阴翳。

神庭理乎头风。

神庭穴在督脉，别名天庭，天庭是非常广阔、清虚的地方，调神志的。脑为元神之府，所以神庭穴可以凝神醒脑，宁心安神，它是最靠近大脑的。

五官神志的疾患，中风角弓反张的问题，神庭能够解决。

比如说五官的问题，目赤肿痛，神庭要配太阳。

如果是视物不明，神庭配睛明。像雀目，像这些禽鸟的眼睛，一到傍晚的时候，它要赶紧找老宅了，或者找笼子，不然它看不见东西。

如果是目翳，目生翳障，眼睛像长老茧一样，神庭要配肝俞、肾俞。

植物最厉害的部位在哪里？在苗尖。像淮山，苗尖一旦被拗断，它就长起不来了。

人体的苗尖就是头尖，那最尖的上面就是百会，下来是神庭，所以百会、神庭、四神聪这些穴位，可以让一个人变成尖子生。

神庭如果配天冲、支沟、照海、申脉这些穴位，就可以治疗癫痫。癫痫是头部的，下面的昆仑穴可以治癫痫。

为什么用天冲呢？气是从下面往上冲的，可以截断扭转，气冲头首，像天冲、太冲、中冲、少冲，这些往上冲的穴位，像火箭冲空，专门治疗脾气上头，逆气上头。

《针灸甲乙经》上面讲到，鼻子出血，神庭主之。鼻血通常是从上面溢出来，神庭上面一掐，血就止住了。

一般流鼻血的，你切他的脉，都是有上越脉，上脉就是神脉。

　　　　上脉主神，中脉主气，下脉主形。

为什么我切脉快？因为我用的不是五脏候诊法，而是精气神三宝候诊法。手一搭，摸到鱼际都冲上这条线来了，二陈汤，再加合欢皮、夜交藤，或者龙骨、牡蛎。

这么快？是的。神亢嘛，会有痔疮，尿黄赤，口舌生疮，失眠睡不着，焦虑不安等这些神越之症，神一越了，用神庭穴。

《针灸大成》讲，登高而歌，弃衣而走，角弓反张，吐舌癫痫，神庭主之。

小孩子老容易晚上哭闹，你平时白天给他搓印堂、神庭，发际线周围，搓热以后神就比较安宁了，晚上就会安睡。

《普济方》上面讲，凡是想要治疗头风、风邪，吹着风就头痛的，记住，勿令灸多，就是不要艾灸太多，适可而止，因为风性轻扬，风邪都比较轻，多则伤，宜灸七壮到二十壮之间，灸神庭，就可以祛风。

鼻子流水，灸神庭，可以现场治好。所以流鼻水、漏鼻水的，一吹到风眼泪也流的，灸神庭。清阳上升则鼻水不漏，眼泪能收。

可见神庭是非常重要的。

《医宗金鉴》讲：

　　　　神庭主灸羊癫疯，目眩头痛灸脑空，

　　　　翳风专利耳聋病，兼刺瘰疬项下生。

意思是脖子下面长瘰疬，神庭也可以治。

有些人眉间疼痛，《针灸神书》上讲，眉间疼痛要加搓，神庭加搓取热多，热多肉松痛自解，定然安康治百年。

现代医学研究，针刺艾灸印堂，可以使颅脑微循环障碍改善，也就是说，印堂配四神聪，可以治健忘痴呆、帕金森等症。

小贴士

印堂

【定位】在前额部，两眉头间连线与前正中线之交点处。

【功能】明目通鼻，疏风清热，宁心安神。

【主治】头痛，眩晕，感冒，目痛，鼻衄，失眠，小儿惊风，产后血晕，鼻炎，高血压等。

神庭

【定位】在头部，前发际正中直上0.5寸。

【功能】清头散风，镇静安神。

【主治】头痛，眩晕，目赤肿痛，泪出，目翳，雀目，鼻渊，鼻衄，癫狂，痫证，角弓反张。

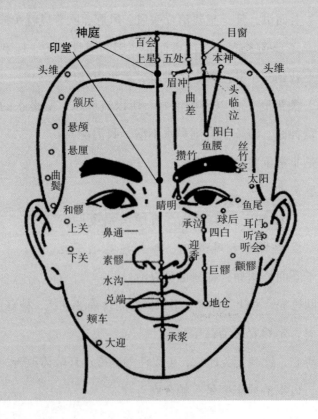

大陵、人中

> 大陵人中频泻，口气全除。

针刺大陵、人中，能够祛除口臭，说明必定可以降浊。浊阴在上则臭浊，浊阴能够归下，则口气非常清爽。

我打球的时候碰到一位球友，你跟他隔两米都闻得到他的口臭。即使他经常嚼口香糖，也没有用。

他听说我会治病，问我怎么办。我说买点大黄苏打片来吃，他吃几次以后，大便很通畅，口臭就消去了。

他口臭是因为阳明腑实，平时喝的水又少。所以要养成健康的饮水习惯，不要让身体缺水，再加上保持肠通腑畅，口臭就会消失。

为什么用人中和大陵呢？

人中又叫水沟穴，有水就能够冲洗，洗干净。中者，脾胃也，所以人中能够冲洗中焦脾胃，尤其它下面就是口，所以口中臭浊可以直接被冲下去。这叫上管下，高领低。

鼻子是呼吸系统，嘴巴是消化系统，人中位于鼻子跟嘴巴之间，介于呼吸跟消化之间，也就是说人中穴可以调呼吸，调消化。如果消化不良了，别忘了搓人中，吃过饭后，搓搓人中，金津玉液自然涌出，可以促进消化酶的释放，消化液增多。如果觉得胸闷，除了搓膻中，还要搓人中，可以拓宽心胸，增大呼吸量。

山里有一个老人家，常年冒雨采茶叶，真是酷暑不叫热累，严寒能耐冷霜，真金不怕火来炼，松柏更喜寒霜考。

我很钦佩他，也很好奇，于是问他，你是怎么做到的？

他说，要养家糊口，就要不停歇地采茶叶，哪有时间去生病？哪敢生病？山里头住着，一生病出山来回就大半天过去了，回来还要再熬药吃，太浪费时间了。所以他就要找出一种让自己身体少生病的方法。

他接着说，我们客家人，把洗澡房叫药堂，忙碌了一天，整个人疲劳困乏至极，腿脚沉重，四肢重滞，只需要进到洗澡房，把毛巾用热水打湿了以后，贴在自己的，膻中、中府、云门、人中等穴位上。他说，他洗澡不是洗皮肤，是洗筋脉、筋头，就是筋脉的源头，比如说手部筋脉的筋头都在肩部，他重点洗筋头，用暗力，就是内力，用掌根发力。

他现场演示给我看，用内力送过去，深呼吸去推它，然后热水再往身上一洗，如此反复操作，再换另一边。

所有的手法，不是从中间往四边，就是从上往下，这样能使气顺。

他给我按了一会儿，我觉得非常舒服。虽然他没有讲到具体穴位，但我却了然于心，血海、肌肉丰隆之处、环跳、命门和肾俞。

这一招比拍打还厉害，秘诀就是用暗力、内力，你看不出他在用力，可是却能感受到有一股力量渗透到筋骨里面去。

老人家说，真的不记得有多少年没有吃药了。偶尔可能打几个喷嚏，肯定是那段时间忘了搓澡了，或者搓澡的时间不够，他说只需要在澡堂里多待十分钟就好了。

平常即是大道。他长年口中甘甜，虽然抽烟，但是口中一点烟草的杂味都没有，因为他代谢能力强，别人根本闻不到这些臭浊之味。所以假如想要口臭减少，人中、大陵天天搓。大陵在哪里？手腕。把手看作是头部，腕就是颈脖，那大陵相当于喉结处，因为喉结就在脖子的中间，所以搓大陵有助于增强吞咽能力。

你多搓大陵这个穴位，可以预防食道癌。

南方有些地区鼻咽癌高发，怎么办？搓人中跟大陵。

有人说，太忙，没时间搓。

不要紧，多做俯卧撑，记住，把你的手练成直角。有不少运动，包括瑜伽，是拉阴经的，阴经拉开了，阳经自然就通了。阳经在阳面，宽阔些，阴经很容易闭锁，所以要拉阴经。

什么是拉阴经？仰脖子，仰手腕，类似于反关节运动。仰脖子，如果头后仰与后背拉不到直角，说明你的颈椎是僵硬的。

大陵，它还有一个名字叫鬼心。鬼者，浊阴之气所化也。

大陵是十三鬼穴之一，又是原穴，有原动力，可以加强心脏动力。古人认为心脏动力强了，这脾胃消化就好，脾胃消化好了，运化功能强，臭气就能消失得一干二净。

大陵穴宁心安神，宽胸和胃。

大陵配内关穴，可以治疗心胸痛。

大陵配神门穴，可以治疗精神疾患、失眠。

大陵配百会穴，可以治疗痴呆、精神不振，因为痴呆和精神不振都是"鬼鬼怪怪"的病，那就选鬼心。

如果一个人呕吐、咽喉痛，呕吐者，气逆也，气逆选合穴，我反复强调，欲调饱满之气逆，三里可胜。

足三里配大陵，这两个穴，从手走足，绝对可以让逆气降下去。

如果是痰迷心窍，不听指挥的，如癫痫、发狂，大陵配丰隆，如果冲上大脑，就用太冲、天冲。

《针灸甲乙经》上讲，两手挛，不收身，大陵主之。如果偏枯了，大陵要配腕骨，这是皇甫谧的心得。

像网球肘、键盘指，按大陵，再配合掌背中间，腕横纹上的阳池。

阳池相当于解溪，按通了，经脉像溪水一样流向四肢，手指、脚趾，各种不适迎刃而解。

我遇到过一个坐月子的妇女，两边的小手指老是麻痹，这是因为血气没有释放下去。

怎么办？用左右对称疗法，欲释放左手血气，要按右脚的解溪穴。

《千金方》讲，大陵穴，主目赤，小便如血。眼睛赤红，小便带血，均是血热妄行，按大陵。

它是输穴，原穴，能够清这心包经的火气，心主血脉。

《铜人经》讲，大陵穴主喜悲泣。

一个人情志波动太厉害，更年期综合征，百合病，用大陵。

《伤寒论》上面描述，一个人发起狂来完全丧失理智，用大陵穴。

《针灸大成》上面讲到，大陵中脘隐白痰。

口中有白痰，痰浊，用大陵和中脘，可以将痰浊消匿下去，胸中的痰油也可以降下去。

《医宗金鉴》上讲，大陵一穴何专主，呕血疟疾有奇功。

疟疾发作的时候，全身发抖，打冷战，北方叫打摆子，刺大陵。为什么？鬼心啊，凡是发作像鬼的，刺大陵。

呕血就是往上呕逆，得降浊，大陵可以开喉轮。

假如说咽喉痛，喉咙有东西梗塞，又不敢轻易下针扎喉，那就扎大陵，可以开喉轮。

平时要多搓大陵，我有的时候讲课，会主动地将身体的重量压在大陵穴上，或者用大陵去搓抵石头之类的硬物。这就是在保护咽喉，搓大陵就是喉保健操。

人体的穴位就是脏腑组织的守护神。要经常做腿保健操、头保健操、背保健操、颈保健操，可以强身健体。比如大椎、百劳、后溪，就是颈三穴。再找胸三穴，有膻中，上下都靠这里了；还有中府也可以，中府就是通宣理肺，还有什么？列缺任脉循肺系，它又是络穴，整个肺络它全管了。这就是胸三穴。

药穴对应，有三药，必有三穴。膝三穴、腰三穴等等，哪里不舒服，对应部位三个穴常按按，会改善很多。

现代研究发现，针刺大陵穴，可以提高颈项胸腹以及上肢皮肤的痛阈。

就是说这些地方出现疼痛，针刺大陵会减轻。

经常心惊胆战，针刺大陵有效果。

大陵可以调心经，阳纲就调胆颤。

大陵还有一个功效，可以治跟骨痛，有些人脚跟痛，尤其是年老的人非常普遍。人走路的时候，抬左手的时候，迈右脚，所以在左手跟的大陵穴针刺，就能治右脚跟的跟骨痛，屡试屡效。

大陵还可以治口臭，一切的浊阴不降，治便秘，治尿浊。

人中、大陵你频去泻它，拉尿就都清澈了。

如果平时懂得养生，多搓两边的大陵，口臭就没了。坐飞机、火车的时候，搓大陵，不要看手机，只要集中精神搓五分钟，你就可以精气神充满，精力充沛地去工作。

小贴士

大陵

见第 10 讲小贴士。

人中

见第 19 讲小贴士。

第46讲 **带脉、关元**

> 带脉关元多灸，肾败堪攻。

肾败，我们客家俗话叫败肾，肾怎么会败呢？封藏精气功能下降，它的表现是什么？流浊、遗精、尿浊，就是肾的固精功能下降。怎么办呢？

> 金樱子兮涩遗精。

涩遗精，就是涩肾败，用金樱子再配点牡蛎粉，两味药煮水，吃不到一个星期，全好了。

尿清澈了，精华不会外流了，尿频、夜尿的现象自然而然消失了。

像流白浊，肾虚，只需要灸带脉、关元，再加金樱子、牡蛎，或者服金匮肾气丸，本来需要七天才能好的，可能三天就好了。

元气关不住，精华才下注，精华才往下面漏；关元一灸，阳气足了就关住了，再用金樱子涩遗精，牡蛎涩精止遗，收住了。

我成功治疗过一例，也是被传为佳话的。在虎山脚下，有一个阿叔，他长年在外面打工，他说，人真的是不上五十岁不知道年轻好，人一过五十岁，有的时候，起坐都要扶一下膝盖，明显感觉老态龙钟。

走路的时候，虽然很想走，可是腿脚不听话，身不由己，以前扛液化气罐，手一挥就上去了，现在说什么也挥不上去了，力不从心。

他说：

> 半百以前人找病，半百以后病找人。

他每次拉大便时肛门都会脱下来，好辛苦，有的时候，走路都不敢走远，不敢去坐车，更别提去外面旅游了。他根本不敢出远门，没走多远，一疲劳，肛门就脱出来了，非常难受。

我说，这是肾败，肾气不足，脸色偏晦暗，太简单了，补中益气加金樱子、芡实，缩肛固肾，加杜仲、牛膝、枳壳。

这几味药他吃了二十多剂，没有再发生肛门脱出，几年都没事。

因为他少年房劳过度，劳累过度，劳心过度，败肾了，久劳必损肾。

久劳的，都应多灸带脉、关元。

带脉穴在足少阳胆经上，好像束带一样。带一般代表裙带，代表关系，海带之类的，它很长，它可以疏通经脉，可以治疗带下，调经止带。

腰带周围这一圈出现的病，包括带状疱疹、腰痛沉重、白带过多、尿浊、坐骨神经痛，就是这条带圈的问题，都用带脉。

肾刚好也在这条带圈内，所以带脉也管它。

带脉配白环俞，可以治疗白带偏多。

带脉配中极，可以治疗尿浊。

带脉配地机，能够治痛经、闭经。

带脉配阳陵泉、环跳，可以治疗下肢酸痹疼痛。

带脉配关元，有助于水道去分化，可以治疗膀胱，无论是尿频尿急，还是小便不利，它都可以治。

《玉龙歌》讲，肾气冲心得几时，须用金针疾自除，若得关元并带脉，四海谁不仰名医！

怎么知道有些人是肾气冲心呢？脸全黑了，脸是肾所主，心其华在面，尿毒症、癌症，到后期，脸没有不黑的。先是印堂发黑，后来颧骨发黑，最后全脸发黑。这时心尖已经被水蒙蔽了，所以印堂开始发黑，蒙蔽到心腰了，就颧骨发黑，连心根都蒙蔽了，那连下巴都发黑。

黑色乃什么脏器的颜色？肾色，肾色外露，黑气一出现，就把心脏给裹住了。

固精气才能续命，如果精气虚怎么办？灸关元、带脉，就可以关锁精气，关元、带脉就是穴位中的顶峰，其他穴位要依赖它们关锁。

如果一个人快要撒手西去了，赶紧灸暖关元，重灸关元，若撒手了，就是松关了。

带脉能将十二经的精神汇聚到一处，而关元可以将四肢的精神汇聚到肚脐，四肢的精神汇聚过来，十二经的精神又像被束带捆绑一样，人就会有力量。

人有的时候不是真的弱，是没办法将精气神关锁；有的时候也是多病，是带脉关元松散了。

《医宗金鉴》讲，妇人赤白带下，疝气，灸关元，月水不通，带脉主之，灸关元、带脉，两个可以同用。

《针灸大成》讲，如果腰腹囔囔如有水，也是用带脉。

《傅青主女科》是治妇女病的奇书。书中讲到，不能生育，而且觉得腰骶部非常紧张，用寻常补肾的方法根本起不到效果，其实是带脉拘急，带脉拘挛，所以不能生子。那怎么办？敲带脉，努力地敲，松解带脉有助于生子。

《女科旨要》讲到，带下色白量多，乃为湿邪所伤。

无湿不作带。带下俱为湿症。

带脉可以除湿。

有的女人生完孩子以后，子宫不回收，灸带脉，像束带一样，子宫就收紧了。

有些妇女怀孕，怀三个月就掉了，或者老是怀不上，精子进不去，是因为带脉松弛了，一灸带脉，收束了，胎就不掉了。

还有年老子宫脱垂、产后阴户不纳、老人肛门脱垂，以及胃下垂，带脉都可以收。它是约束之脉，可以提高约束力。

关元可以提高身体脏腑的巩固力。一个人脏腑得到巩固，固若金汤，经脉又得到约束，不会乱走、乱窜，那身体就非常太平。

《辨证录》讲，妇人终年累月下流白露，如涕如唾，像鼻涕虫一样，黏黏的，不能禁止，甚是臭秽，严重时会瘙痒，像霉菌性阴道炎，此乃带脉不能约束，带脉主之。

现代用敲带脉的方法，可以除腰部湿冷、疝气、白带，还可以减肥，所以减肥三针里，一般有带脉这一针。

　　只要将带脉敲紧，就不容易虚胖了，人也显得比较结实，不会像没仁的谷子，空瘪子。

　　总而言之，带脉穴是减小腹赘肉肥肉之要穴，它是治疗腰肾水湿的良穴、奇穴。

小贴士

带脉

　　【定位】在侧腹部，第 11 肋骨游离端下方垂线与脐水平线的交点上，肝经章门穴下 1.8 寸处。

　　【功能】通调气血，温补肝肾。

　　【主治】经闭，月经不调，赤白带下，腹痛，疝气，腰胁痛，子宫内膜炎，附件炎，盆腔炎，带状疱疹。

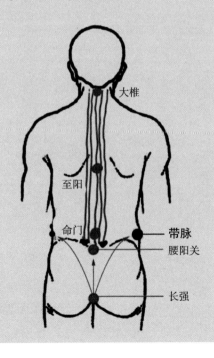

关元

见第 18 讲小贴士。

髋骨、膝关、膝眼、足三里、中封、太冲

腿脚重疼，针髋骨膝关膝眼。

髋骨，让你的骨能够宽开、松开，髋部、腿脚重疼，好像被绑住一样，那就需要解放。

现在很多人卧床久了，或者久坐，经脉是束缚的，劈叉拉不开，容易腿脚重。我们晚上，为什么要站大马冲拳来听课？为了开髋骨。

为什么要打坐来学习？也为了开髋骨。

开髋骨有什么好处？男的不会得前列腺炎、尿道炎，不会轻易漏精，小肚子不会瘪胀，因为髋骨开了；女的不会难产，不会有痛经。有痛经的是因为髋骨没开，需要打坐跟站大马。一站痛经就没了。所以髋骨是宽大为怀之骨。

这个处世退一步为高，做人让三分称妙。

现代人，久坐一族，八髎穴几乎是堵死的，堵住了、板结了，髋骨周围，包括底板，八髎穴的周围，都让痰湿跟瘀血堵得水泄不通。

髋骨一通，就不会有坐骨神经痛，此谓通则不痛。所以髋骨这里是非常重要的。

如果说解溪可以将踝关节解放，那髋骨就能将髋关节解放，所以髋骨配环跳，可以将股骨头周围宽松开来。

很多老年人股骨头坏死，一换就要几万块，而且还很痛苦。如果他早年

知道跪坐之法、蹒趾桩，或者双盘、单盘之术，那到年老了股骨头也会保持血气充盈，红光润泽，不会坏死。

膝关、膝眼都与膝有关，能治其中，髋骨可治其上，这样下面的腿脚就得到滋荣，变得灵活了。

所以治腿脚重疼就针髋骨、膝关、膝眼。

行步艰楚，刺三里中封太冲。

行步就是走路，非常艰难苦楚，好想走快，可是腿脚不听话，步履蹒跚，心有余而力不足。力不足是什么？肾力不足，心有余是心火有余。

这时怎么办？刺三里、中封、太冲。

中封就是将气血封收进来，太冲就是放出去，放到三里以外去，步行三里，如履平地，为足三里。

中封能够将气聚到中焦来，能够封住气，像加油一样。

太冲，一点火就冲上去了，冲出去了。

中封是聚气，开弓。

所以抬脚的时候，力量就是中封，出脚就是太冲，收脚就是中封、关元。

如果收不起来，用中封、关元、带脉。

髋骨是去风湿之要穴，能够宽开骨节和血脉，可以活血化瘀，是经外奇穴。它可以治鹤膝风、脚痛、风湿历节，可以治白虎历节，就是说关节痛得像被大白虎咬住一样，针髋骨穴可以止痹痛。

凡是脉宽则不痛，长江宽阔千溪归，血脉通畅，就没有疼痛了。

髋骨配犊鼻穴和内外膝眼、鹤顶，可以治鹤膝风。

如果下肢痿弱，像老年人中风偏瘫以后，下肢肌肉都萎缩了，就用髋骨配委中，委中能够治疗肌肉萎缩。

《类经图翼》讲，髋骨主治两脚膝红肿痛，寒湿走注，脚丫风痛，举动不得。

《针灸大成》讲，如果艾灸髋骨，灸七壮，可以治疗腿脚不利索，腿痛。

现在用髋骨穴，主要治疗膝部屈伸不利。

髌骨、膝关、膝眼、足三里、中封、太冲 第47讲

膝关穴，它在膝骨，顾名思义，膝盖的关口，它在哪条经上？足厥阴肝经。

肝经主筋，膝为筋之府。

它为膝的关要，关者缓也，所以它可以管膝盖，可以通经活络，祛风除湿，通利关节。

《针灸铜人经》讲，膝痛不可屈伸，膝关主之。

《类经图翼》提到，咽喉中痛，膝关主之。

喉轮中间堵塞疼痛，用膝关可以治疗喉轮，因为足厥阴肝经也是要联络到咽喉去的。

哪种类型咽喉痛最适合用膝关？生气，上火，肝郁化火，肝气郁结，一生气老觉得身体有块结在那里散不了，膝关就可以散。

肾经、肝经、肺经、大肠经、膀胱经也治咽喉痛，只是它们对治的病机不同。肾经专治阴虚火旺的咽喉痛；肝经专治肝经郁结的咽喉痛；肺经专治诸气膹郁的咽喉痛，嗜辛辣烧烤的咽喉痛；大肠经专治大便秘结的咽喉痛，肠胃堵住的咽喉痛；膀胱经专治小便黄赤的咽喉痛。

看病不能跟着病走，否则你很可能就成为提线木偶，必须跟着我们的道走。

被病名牵着走的医生，不是好医生。能够在病机上见机决而能藏的医生，必定是好医生，即使他很年轻，他也是医术高才。

膝关穴主要用于风湿关节炎、髌骨软化症、滑膜炎、滑囊炎、痛风这些病症。

膝眼穴也是经外奇穴，又叫膝目，膝的眼目，又叫鬼眼。

膝眼穴可以治疗眼睛不舒服，久视伤肝可以按膝眼穴。按脚的时候，我会对有些人说，你眼睛不行，有什么根据呢？膝眼出问题了。

有些人站起来的时候要按一下膝盖，这样的人眼睛也不行，为什么？肝油不够，膝盖得不到滋荣，眼睛又怎会有充足的血？当然不会了。

所以要经常拍打膝盖，揉膝，练跪膝功，使气血沉到膝盖，才可以上供到眼睛。

膝眼穴跟膝关穴一样，都是治腿膝病的。

膝关节周围的疾患，膝部长疮痈，都可以用膝眼穴，膝部冷痹疼痛，也用膝眼穴。

《类经图翼》讲，膝眼穴，主治膝冷痛不已。昔有人膝痛灸此，遂致不起，认为应该禁灸。所以膝眼这个地方不要灸得太厉害，膝眼穴尽量靠按摩，这里皮薄，里面津液少，灸干了不好，应该用按摩之法，使气血通达。

可见有些穴位不可以灸得太久。

一般适合灸的都是气血丰隆之处，足三里、关元这些地方，怎么烤都不会烤干。

那些皮薄之处，就要少灸。

三里六前面也讲过了，行步艰楚，刺三里中封太冲，就说能够让气机很饱足。

中封穴，足厥阴肝经，又叫悬泉穴，垂泉穴，像悬挂的泉水跟瀑布，精气可以封藏在那里，吊在那里。所以它可以治流口水，你看流口水就是悬泉，悬挂的这些泉液，它能够封住。

脾开窍于口，脾为中土，中土漏了，中封主之，封住。

在古籍上记载，中封配合昆仑穴，可以治踝关节痛；中封配合气海穴、中极穴，可以治小便不利；中封配合命门、肾俞、志室，治遗精。

刚才讲了，命门、肾俞、志室、关元、带脉这些都能够助肾封藏，治疗精华外漏。

人衰老，就是一个精华外漏的过程，所以能助肾封藏的穴都是抗衰奇穴，凡是能封藏的穴，就是抗衰的穴。

中封与关元有异曲同工之处，它能够将气血封紧，将元气关锁。

《千金方》讲，治疗失精跟阴缩，可以灸中封五十壮。

《扁鹊神应针灸玉龙经》讲，脚步难移疾转加，太冲一穴保无他。

没有其他穴位比太冲更好的了，行步难移，太冲最奇。

中风三里皆奇妙，两穴针而并不差。

就是说两个穴一针下去，绝对不会有差池，绝对可以好。

《医宗金鉴》讲，中封主治遗精病，阴缩五淋溲便难，臌胀阴器随年灸，三里合灸步履艰。

《普济方》讲，灸中封治痿厥。

痿弱、不屙尿这些灸中封都能治。

有些前列腺炎，尿不出来，吸气又回不去，一次就一点，沥沥拉拉，艾灸中封以后，封藏力量一足，射尿就有力了。

《胜玉歌》讲，若人行步艰难，中封太冲针便痊。

中封好比开弓，太冲就是射箭。这两个穴位是主行步艰难的。

现代研究发现，中封穴可以治疗急性传染性黄疸型肝炎，可以消除黄疸，降低转氨酶。它在肝经上，肝经循行的线路叫绕阴器抵少腹，上行至章门，循行至期门，所以它可以治生殖系统疾病；抵少腹，少腹主消化，所以它可以治疗消化系统疾病；又可以到达咽喉，脖颈方面的问题，也可以用它。

小贴士

髋骨

【定位】在大腿前面下部，胃经梁丘穴两旁各 1.5 寸处。

【功能】疏风祛邪，舒筋通络。

【主治】膝关节痛，中风偏瘫，腿疼痛无力，膝部红肿。

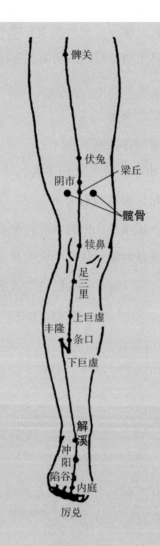

膝关

【定位】在小腿内侧，胫骨内上髁的后下方，阴陵泉后1寸，腓肠肌内侧头的上部。

【功能】降浊升清。

【主治】膝痛，脚气，鹤膝风，咽喉痛等。

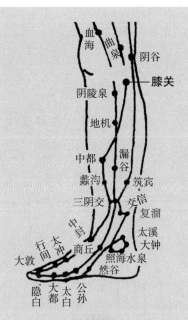

膝眼

【定位】在髌韧带两侧凹陷处；内侧的称内膝眼，外侧的称外膝眼。

【功能】祛风湿，散风寒，利关节，通经络，止痹痛。

【主治】膝关节酸痛，膝关节炎，鹤膝风，腿痛，脚气，下指麻痹，下肢萎软无力等，中风，腹绞痛，疖癣等。

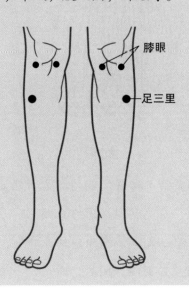

足三里

见第 1 讲小贴士。

中封

【定位】在足背侧，足内踝前，商丘与解溪连线之间，胫骨前肌腱的内侧凹陷处。

【功能】清泄肝胆，通利下焦，舒筋通络。

【主治】疝气，阴茎痛，遗精，小便不利，黄疸，胸腹胀满，腰痛，足冷，内踝肿痛。

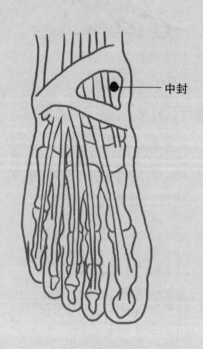

中封

太冲

【定位】在足背侧，第 1 跖骨间隙的后方凹陷处。

【功能】平肝息风，清热利湿，通络止痛。

【主治】头痛，眩晕，失眠，癫痫，目赤肿痛，胁肋胀痛，黄疸，疝气，遗溺，尿闭，遗精，崩漏，闭经，滞产，小儿惊风，脚软无力，肝炎，高血压，精神分裂症等。

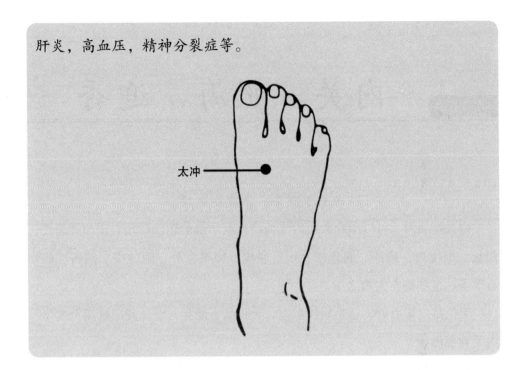

太冲

第48讲 内关、照海、迎香

取内关于照海，医腹疾之块。

内关配照海，可以治疗肚腹内气血痰瘀凝结成的包块痞块，比如腹膜炎、便秘、阑尾炎、痔疮、肠息肉、子宫肌瘤、卵巢囊肿、附件炎、结石、胆结石等等，这些都在大腹之中。

无论是气聚血凝，还是痰浊湿阻，食积结石便秘，统统就用这两个穴位，内关和照海。

取内关于照海，内关配照海两大要穴，就可以照破顽积。

照海是哪条经的？肾经。它是海上生明月的穴，大海一般比较寒冷的，比较广阔的，海上如果有冰山，就是疙瘩，想要冰山融化，就需要充足的阳光照射。

中医有种说法，包块积聚都是阳气不足的产物，阳气一足，就会气化，就会消失。

有一个患者说，他胸中都是痰，还总是便秘。

我让他天天去爬两小时的虎山，打赤脚。

最初，他没有去，懒得动。后来被病痛折磨得实在难受，就去了。每次运动回来大汗淋漓，一发汗，一气化，回来痰没了，化痰药不用吃了，大便也通了，通便药也不用了。

为何要选内关？有内关就有外关，内者胸腹脏腑，外者肢节头首，躯干者内也，四肢者外也。

四肢麻痹痛，就取外关拍打；内在脏腑痛，如心胸痛、肚肠痛，就拍打内关。

内关呢，将气血在里面管理好，肚腹里头出现一些积块，就用照海的力量照到内关去。

内关是厥阴心包经的穴，它是八总穴之一，又是八脉交会穴之一，内关阴维下总同。

它可以宽胸理气，和胃降逆，安神定志。

胸气不顺的时候，就推拿内关。最常用的就是内关穴，推拿内关后就不晕了。

胸中翻江倒海，肚腹颠三倒四，平时多推内关、足三里，就可以治饱满之气逆，胸闷之难愈。

内关主治神志病，主内心病。

有些人遇事想不开，拍内关，内关主无事常生烦恼，或心神昏塞，做出愚蠢的行为。

外感六淫，风寒暑湿燥火，多拍外关；而内伤七情，喜怒忧思悲恐惊，要拍内关，所以这是管天管地、管内管外的两个穴。

内关配间使穴，可以治疗心绞痛。多拍内关，心绞痛必定会有改善。

给心脏病的患者喝二陈汤、四逆散，叫二四汤，宽胸解郁，再加通肠降逆。四逆散就是内关，宽心胸的，二陈汤就是足三里，降饱满之气逆。

无论是四种气血痰湿，还是两种阴阳不和，就这两个方子。

胃痛，内关配足三里。

失眠，内关配神门。

无脉证，内关配太渊。

如果是脚上的脉没有，内关要配复溜，复溜恢复脉的流动之象。

《针灸大成》讲到，某人患伤寒危重之疾，半个月几乎没进食，眼一直闭着，六脉若有若无，如丝似缕，认为不久于人世也，针其内关穴，眼睛睁开了，随即心胸好像有团气散掉了，想要吃东西，一进食胃气就起来了，胃气一起来，用乳汁去慢慢养胃，逐渐将他养过来了。

《甲乙经》讲，面赤皮热，更年期综合征，一阵面赤面红，骨头都觉得发热，内关主之。

还有心惊惧，善惊恐，心悲，内关主之。

搐迎香于鼻内，消眼热之红。

眼睛红热赤痛，一般是实证，如何判断？切脉，听音声，音声咄咄逼人的，就是实证，就用泻法。

脉象数而有力，有力无力辨虚实，实证怎么办？用迎香。用三棱针刺内迎香，搐迎香于鼻内。迎香有外迎香和内迎香之分，外迎香出血一般可泻表皮的热，内迎香直接泻脏腑经络里面的热。

有些人需要鼻腔内放血，刺两下，挤出一两滴血来，血出热泻，病可立愈，叫阳随阴降。

内迎香，位于鼻内，它能通窍醒神，凡鼻子的穴道，直接可通到脑窍去，像鼻三药，苍耳子，辛夷花，这些都是透脑的，苍耳子透脑止涕，辛夷花通鼻窍，开窍。

内迎香主治鼻塞、鼻痒、鼻渊。总之，慢性鼻渊，过敏性鼻渊，鼻子的问题，鼻不闻香臭，鼻子闭塞，鼻息音重，都用迎香，内迎香。

内迎香配合风池，可治一吹风鼻子就流鼻涕。

内迎香配合大椎，可治头痛颈僵，鼻子又塞。

有些人鼻塞鼻炎以后头昏昏沉沉，我们就用内迎香开其窍，再加百会，使阳气上达于顶，白云朝顶上，脑窍得通畅。

如果只是头痛，内迎香就配印堂、太阳；如果是生气后头痛，用内迎香配太冲，别太冲动了。

小贴士

内关

【定位】在前臂掌侧，曲池与大陵的连线上，腕横纹上2寸，掌长肌腱与桡侧腕屈肌腱之间。

【功能】宁心安神，理气止痛。

【主治】心痛，惊悸，胃痛，呕吐，呃逆，健忘，失眠，胸胁痛，癫狂，痫症，疟疾，肘臂疼痛，休克，心绞痛，心律不齐，神经衰弱，精神分裂症，癔病，无脉症等。

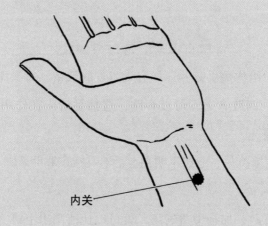

内关

照海

见第32讲小贴士。

迎香

见第36讲小贴士。

大陵、外关、支沟、居髎、环跳、委中

肚痛秘结，大陵合外关于支沟。

肚子疼痛，有大便阻在那里，秘结了，选择大陵、外关与支沟，可以治疗腹气不通。

清阳出上窍。清阳实四肢。

清阳发腠理，给你提供营养，你会觉得皮肤致密，有光泽。

清阳实四肢，四肢有力，可以奔跑，这都是清阳在作用，脑子好用，清阳出上窍，非常灵光。

在我看来，智障痴呆，七窍不明白，手不灵活，笨手笨脚，以及皮肤不好，统统治清阳。

只需要用颈三药，加补中益气汤，就可以让清阳出上窍。

浊阴出下窍。浊阴归六腑，它从下面排走，六腑统归大腹，就是肚子。所有的浊阴，无论膀胱跟大小肠，都在大肚子。它可以盛受所有沉渣、浊气和浊水。

浊阴不降，此时需要一个超大的坟墓去埋葬这些，大陵，超级坟墓穴，可以埋葬五脏六腑的浊气浊阴。肚痛秘结，不论是气血还是痰湿，就用大陵。外关通过支沟，将那些浊阴统统赶到肚子去，大陵再将肚腹的浊阴排出去。

举个例子，有些人捕鱼，在下游放一个渔网，然后从各条水沟开始丢石头，从上游开始赶，鱼就都被赶到下游，入到鱼网里去了。

我们来总结一下治肚腹的穴位。肚腹三里留，小腹三阴交，承山名鱼腹，鱼腹、三阴交、足三里下针以后，发现力量不够，你就一定要在大陵再下一针，利用地灵之力量来加强穴感。其他穴位没有大陵这么通灵的，地灵一定是反应最敏捷的。

大陵配合足三里、三阴交、承山，就相当于大承气汤再加大陵。

这四个穴一下去，会有放屁反应，肠道蠕动功能立马加强。

再看支沟。

分支沟渠能够通畅，人体比较多分支的地方，如膀胱是通利二便的。

古人把大肠看成一条沟，粪便就是沟中的积滞。如果水足，就可以将积滞冲走，所以叫支沟。

支沟照海治便秘，简直是最好的经验。

外关，是手少阳三焦经的穴。

凡八脉交会穴，都是大穴，它可以同时连通两条脉络的力量。

《八脉八穴治症歌》里面讲到：肢节肿痛膝冷，四肢不遂头风，背胯内外骨筋攻，头项眉棱皆痛；手足热麻盗汗，破伤眼肿睛红，伤寒自汗表烘烘，独会外关为重。

单独一个外关穴，非常有用，那么多病证，一个外关就搞定。

现代医学表明，针刺外关穴可以让缺乳的妇人分泌更多的生乳激素，乳汁会增多。

有些催乳师，她除了按乳房周围，还要按外关和少泽，让产妇的奶水更通畅，不会憋胀。

乳房可以看作是躯干长到外面来的东西，耳朵也是。凡是长到外面来的东西，都是外关管。如果一个人突然间肌肤表面冒一个痘痘、脂肪瘤，只要是肿起来的，就选外关。

类似的还有赘肉、富贵包、双下巴、水桶腰，这些都是赘肉赘出来的，就用外关。

腿风湿痛，居髎兼环跳于委中。

两腿风湿疼痛，走不动，老寒腿，几乎中老年人都会碰到这个问题，老病最好是少壮来治，老年病，年轻时候就要保健、养生，防患于未然。

若人向老，下元先衰，就选居髎、环跳和委中三大要穴。

环跳是少阳经上面非常有灵气的一个穴，回环往复地跳。

委中，脾胃肌肉谓之中，中焦痿弱，中土痿弱，肌肉没力，委中虽然在膀胱经上，但管腰背，对于腰大肌无力是非常管用的。

居髎位于足少阳胆经，它跟环跳连在一起，可以让下半身保持灵动。

髎，就是身体骨里头的小筛孔，小缝隙，髎骨孔。带"髎"字的穴位有八髎、居髎、瞳子髎、肩髎和口禾髎。

所有动不了的病，就找髎穴。人体中风偏瘫动不了，是因为元气这条线没有通过经络穿到髎孔去。

我曾经治疗过一位潮汕地区的病人，他以前是一位西医，年纪大了，得了偏瘫，半边身子动不了。他儿子打听到我能治此病，慕名而来，希望我可以把他父亲治好。

我用补阳还五汤，黄芪 120 克，桃仁、红花、川芎、当归只用 10 克左右。

老爷子一看方子，随手就丢一旁，他说纯属乱开，从来没听过哪部药典里头黄芪用量可以超过 100 克的。

他的思维模式已经彻底禁锢了。

他儿子使出浑身解数，再三规劝，终于让老人喝下了汤药。

第一次吃下去，老人觉得手有了点儿感觉。

于是连续吃了一个月，完全恢复，能下地行走了。

老人感慨地说，遇到神医了。

从前面讲的乱开，到后面赞是神医，令其转变的就是疗效。

治疗偏瘫，如果不用桃红四物汤打通经络，用髎孔也可以，他的髎孔已经被瘀血堵死了，先疏通开，再借助重用黄芪，补助元气，才能令他从卧病在床恢复行动能力。

不管是哪个脏腑肌腱的瘀血堵塞，就找髎穴。眼睛问题，如白内障，用瞳子髎；如果是耳朵问题，就用耳和髎；股骨头问题就用居髎，腰背问题用八髎。

总之，靠近那周围的髎穴就可以主那周围的动不了。

居髎配环跳，可以治疗腰腿痛。

居髎配委中，可以治疗膝盖痛。

居髎配阳陵泉，可以治疗下肢瘫痪。

居髎配悬钟、昆仑，可以治疗骨刺。

跟骨骨刺，就用外关，它也是长出身体以外的，用外关配昆仑。

所以昆仑配外关、居髎，就可以去骨刺。

居髎配带脉，调月经。

居髎配三阴交，治疗腹痛、痛经。

现代医学还用居髎治腰腿痛、下肢痹痛。

小贴士

大陵

见第 10 讲小贴士。

外关

【定位】在前臂背侧，阳池与肘尖的连线上，腕背横纹上 2 寸，尺骨与桡骨之间。

【功能】联络气血，补阳益气。

【主治】感冒，头痛，发热，耳鸣，耳聋，目痛，咽肿，口眼㖞斜，瘰疬，胸胁痛，手颤指麻，肘臂屈伸不利等。

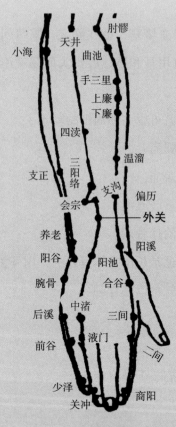

小海
天井
曲池
手三里
上廉
下廉
四渎
三阳络
支正
会宗
支沟
温溜
偏历
外关
养老
阳谷
腕骨
后溪
前谷
阳溪
阳池
合谷
中渚
液门
三间
二间
商阳
少泽
关冲
肘髎

支沟

见第 32 讲小贴士。

居髎

【定位】在髋部，髂前上棘与股骨大转子最凸点连线的中点处。

【功能】舒筋活络，益肾强健。

【主治】腰腿痹痛，月经不调，带下，疝气，坐骨神经痛，下肢瘫痪等。

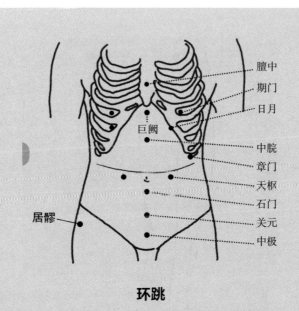

膻中
期门
日月
巨阙
中脘
章门
天枢
石门
关元
中极
居髎

环跳

【定位】在股外侧部，侧卧屈股，股骨大转子最凸点与骶管裂孔连线的外 1/3 与中 1/3 交点处。

【功能】健脾益气。

【主治】腰腿痹痛，下肢痿痹，半身不遂，风疹，脚气，坐骨神经痛，髋关节疾患等。

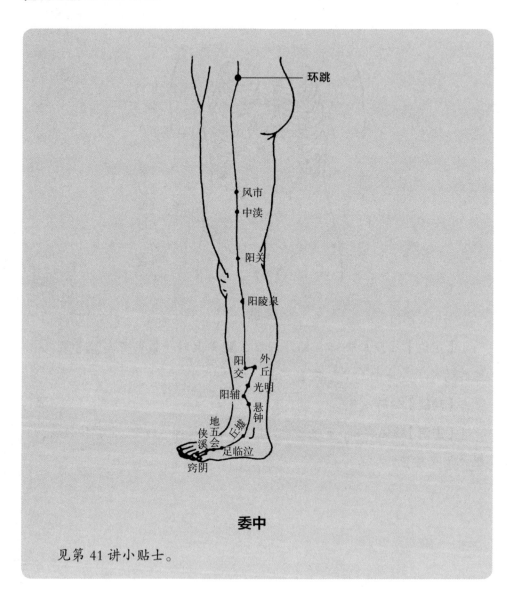

环跳

风市
中渎

阳关

阳陵泉

外丘
阳交
光明
阳辅
悬钟
地五会
侠溪
丘墟
足临泣
窍阴

委中

见第 41 讲小贴士。

上脘、中脘、中极、肝俞

上脘中脘治九种之心痛。

上脘中脘，凡是带"脘"字的穴，都是调胃的，既然是调胃的穴位，怎么还能治心脏疼痛呢？

在我看来，十种心脏的疼痛，九种跟胃分不开。

严重心脏病的，没有哪个不带胃病的。火能生土，心就是火，土就是脾胃。

所以心脏病的人，但凡吃撑一点儿，就要吃救心丹了，因为感觉心慌了。胃撑了，需要心脏的火去暖它，消化它。

心脏无时无刻不在运动，它可以带动胃蠕动，所以治胃病要治心；它还可以带动胆蠕动，所以治胆病也要治心；还能带动前列腺和子宫，所以治前列腺和子宫的问题还是要治心。

上脘、中脘治九种心疼，比如心慌、心悸、心疼的，还可以让瘦人丰润起来，都用土。

因为瘦人大都属于木型，木生于水而成于土。

木一定是生于水的，所以滋水可以涵木，水成于土，没有土去固它，就会被风摇倒。

滋水就取太溪穴，培土就取上脘、中脘穴，或者足三里。

太溪配足三里，就是滋水培土穴，有助于肝。

遇到这种急躁的，木郁化火，心慌心悸的，我们只需要滋水培土就行。

上脘，又叫上纪，胃始于贲门，食物掉下来，喷进胃的大仓里头，再从幽门进入幽深的肠道，中间这个就是脘，"脘"字通吃饭的"碗"字。

上脘就是指上面的碗口，可以治疗呃逆、胃气不降、反酸、反流性胃炎。

脘者，完肉也，任何肉损都可以用脘穴，能够让肉长得圆满。瘦人平时可多按中脘，往下推，还有下脘、建里。如果选汤药？就吃小建中汤，一吃下去，瓜子脸就会丰腴起来了。

那些长疮痈的，要灸脘穴。有些老人中风偏瘫，长年卧床，皮肉容易溃烂，家属或者看护人员时常帮他们艾灸足三里，肌肉丰满之处，再艾灸中脘、下脘、上脘，溃烂之处就会加速愈合。

还有骨伤的，把骨头接续回去，静养要三个月。如果加了穴位艾灸辅助治疗的话，可能只需一个月，拍片就看不到骨头接缝了，愈合得又快又好。甚至将来遗留风湿关节痛的可能性都降低了。

用什么穴去修复骨伤呢？大杼、悬钟，它们是骨会、髓会；再加上中脘、足三里，它们是肉会、腑会，长肌肉的，让肌肉圆满。骨伤，不外乎就是要让局部肌肉长回去，此为骨肉。

我们说骨肉，骨就是肾，肉就是脾，所以骨是先天，肉是后天，因此只需要找先天穴跟后天穴即可。用膏肓补虚劳补先天，用太溪去补先天，再用中脘、足三里去补后天。

无论什么病，只要是亏虚，长期治不好的，艾灸这几个穴位，就可以促进康复。

有些事情做起来是要花一些时间的，要有耐心，不是一蹴而就的。艾灸讲究的是内力，灸字，久火也。不是要你一天烤二十四小时，而是每天都要烤一两个小时，日久见功之火，王道无近功，需要有毅力、有恒心，坚持不懈。

上脘穴，可以和胃降逆，化痰止咳，因为痰生于脾胃，脾胃乃生痰之源，肺是储痰之器。

人一咳嗽，肺的压力增大，此时应该让上脘往下走，让心胸往上宣发。

天突、扶突就能往上宣发，上脘、中脘、下脘往下走，肺就宽阔了，宽阔了还不平吗？

上脘是上等化解压力之穴，中脘是中等化解压力之穴，把压力往下化解。

上脘穴还可以宁神治心疼，心胃相连嘛，把胃搞通了，心脏自然会好舒服。

上脘、中脘、足三里，专治老胃病。

上脘、丰隆和列缺，善治痰迷咳嗽。

一个人讲话，声音带有瓦裂样的，就用列缺，列缺任脉循肺系，可以音声如金钟。

上脘配神门、太冲，可以治疗发狂奔走。

发狂奔走，肯定是失神了，太冲动了，用太冲，所以太冲穴配神门穴，再加上脘，就可以治疗发狂奔走。

胸闷，就用上脘配内关，内关胃心胸。

不少瘦人，觉得短气乏力，还有胃下垂，讲话唉声叹气，中气不够，一定要艾灸上脘、足三里，可以治胃下垂。

我曾经治好过一个脱肛的人，他是轻症，不严重，我让他多吃润肠通便的红薯。不要以为红薯只是润肠通便，它还可以补中益力气。

吃红薯可使大便保持顺畅，就不脱肛了，这仅是治标，如何治本呢？艾灸足三里、上脘，气就补起来了，再艾灸百会，三个穴位齐用力，足三里从下面往上提、上脘、中脘从中间接力，百会从上面提，三个地方都往上走。

《针灸甲乙经》讲，形寒饮冷食不化，上脘主之。

当今时代寒凉之物太多了，吹空调、吃冰饮，有些人甚至吹空调、吃冰饮的同时还熬夜。

怎么办？艾灸上脘、中脘、下脘，这三个脘太重要了，上脘主风寒从外面入，中脘主寒饮从下面伤，下脘主熬夜搜刮骨髓油。人体上面是心肺，中间是脾胃，下面是肝、肾和骨头。

只要脘穴用好了，就是上脘到下脘这一段，什么问题都从这一段下手，就不用再治其他的了，这就是人体全息。

《铜人经》上讲，心中烦热，霍乱吐痢，针上脘，有神验。如果吃了压气饭，吃完以后觉得心胸里头有疙瘩、结节，堵得很不舒服，针上脘，可以修复上半身的损伤。

《灵枢经》讲到，中脘穴属胃，隐隐痛者，胃脘痛也，可以用脘穴。

《针灸大成》讲，上脘中脘足三里，脘痛肋痛效最奇。

有一种说法叫上有病治下，下有病治上，上下有病治其中，左有病治右，右有病治左，左右有病治其中。

所以我再教大家一个治病非常好的思维。

如果病人说她两边的乳房不舒服，你只要将两边的胸肋一连线，中点就是膻中。在胸肋下面与小腹再一连线的中点是什么？中脘、上脘这周围。

胁肋部满痛的，只要指向两边，我们就治中间，这叫担法。

两边都很重怎么办？我拿扁担中间一担，就起来了。

如果有些人脚痛，头也痛，那你就治腰。腰很痛，那你就治人中和委中，治头和脚，对顽固的腰痛效果好。

因为腰都是中，所以我们选人中、委中，这叫合法。

东西太重了，一个人搬太重，那么我们就两个人一起把它抬起来。

现代研究表明，针刺上脘穴对胃、十二指肠溃疡有非常好的效果，可以促进溃疡面愈合。

针刺上脘、中脘、内关，可以有效地解除膈肌拘挛，如果不断地打嗝，停不下来，用上脘和内关，一下去拘挛就解除了。

中脘穴又叫胃脘穴、太仓，就是非常大的仓库，它是胃经的募穴，又是八会穴之一，腑会中脘。

脉会主通身脉病。筋会，像阳陵泉，一切筋伤了，崴脚了，筋拘挛疼痛的，可针阳陵泉，再加药酒，那真是事半功倍啊，里应外合，其效更速。

中脘穴配合脾俞、胃俞，专治脾胃虚弱，拉肚子；也可以配合风市、翳风治大便不成形。风能够令水干，湿漉漉的衣服，风一吹就干了。

《针灸大成》上面讲到，中脘穴起码可以治疗几十种病。

《针灸甲乙经》上面讲到，中脘穴主治食不化，食谷不化，中脘主之。

对于中老年人来说，中脘穴非常好用，一切脾胃之疾，中脘无不疗。

小孩子肝常有余，脾常不足，动不动就会食积，一食积就发烧，所以平时要给他们多灸中脘，多推拿中脘，可以预防食积。

《扁鹊心书》讲，生完孩子，大出血以后，头晕目眩，灸中脘五十壮就好了。

还有急慢惊风。孩子受惊吓以后，手在不停地抖，控制不了。什么主四肢？脾胃主四肢。什么开窍于口？脾胃开窍于口。所以我们要找脾胃的穴，人体消化道最中间的那个穴是什么穴？中脘，而不是足三里。

外围有病要治中间，轴动则轮行，轴滞则轮停，中脘滞涩没力了，四维就出问题了。

中脘培土后，腿不抖了，手也不颤了。

最近觉得脸色不好，面色发青，印堂发黑，灸中脘，一灸脸面就发红，因为中脘是胃太仓腑会。

现代研究表明，中脘穴可以使人胃肠蠕动加强，对便秘或者胃癌的患者有帮助。

胃癌后期保健，都用中脘、足三里，有助于消化食积。

如果胃受伤，就找胃募穴；肝受伤了，就找肝的募穴；心受伤了，找心的募穴。因为募穴可以向四面五脏六腑募捐能量来去培补这个脏腑。

可谓一方受难，八方支援。

募穴是募捐之穴，募穴都可以将本脏的邪气埋下去，将本脏的功能修复，所以募穴是推陈出新的。

　　　　　　赤白带下，求中极之异同。

中极是什么穴？膀胱经的募穴，赤白带下，就是说小便偏赤偏白的，用中极。

它可以去下半身所有的湿气，带下无不是由湿气所化，我们只需要将带下的湿气渗透到膀胱排出体外，通过屙尿屙走，那带下就没问题了。

中极穴能够让子宫里的湿气转到膀胱，排出体外。

中极能够将周身上下之疾的这些水气转到下水道。

有些人脚肿，你按中极，它可以让脚下的水收到膀胱，排出体外。

有些人头风、头湿、头痛、肩周炎，按中极，就能将头部、肩部、筋骨的一些水湿收到膀胱，排出体外。

子宫与膀胱相邻，子宫如果老出水，出带下，白浊，那就通过按中极，或者艾灸，让它气化，让子宫的湿浊不要通过子宫出，通过气化入膀胱出。

中极又叫玉泉穴，尿频、尿急找它，艾灸中极后，晚上夜尿就能减少一半。

中极，膀胱的募穴，艾灸中极，利小便实大便，灸了中极，尿多了，肠道就干爽了。

有的人拉屎前段很硬，后段稀溏，可以艾灸中极，中极是一个固本培元穴，通经止带穴，清热利湿穴，治下焦的湿疹都用它。

中极配合关元，可以治疗阳痿、早泄、遗精。

关元，能将元气关锁。

中极配三阴交，可以治疗月经不调。

中极配肾俞，主腰痛。

中极配气海，治哮喘。

又若心虚热壅，少冲明于济夺。

济夺，济就是救济，夺就是夺取。我们有一个夺食丹，用鸡屎藤加大黄制成。大肠里有积滞，用夺食丹，就把积滞给夺走了，排走了。

我们还有一个济生丸，里面有炙甘草、桂枝、黄芪、人参，当你身体没有力量的时候，一吃过后，五脏六腑就得到救济，因为人参补五脏，人参就是济生丸。

所以一个人心虚热壅了，少冲明于济夺。

心如果有实证，肯定会舌头长疮，尿黄赤，就要泻少冲，少冲是井穴。泻井当泻什么？当泻荥，心经的荥穴是什么？少府。

如果心经有阻塞了，非常热了，膀胱又尿赤，泻少腹，神门、少府和少冲。

老是烦躁熬夜，人心容易虚烦，烦分两种，烦得想要打人，叫实烦；另一种烦，非常没力，一句话都不想讲，这种烦叫虚烦，虚烦补井要补合。

心经的合穴是什么？少海。

少海就是补心经的。

少冲要明了济令，要救济少冲，就要到少海去救，想要疏泄少冲，要到少府去疏泄。

目昏血溢，肝俞辨其实虚。

眼睛昏花，眼睛血丝很饱满，要辨实虚，如果眼睛血丝很红赤，就是实证，血丝红的偏暗，就是虚证。

如果突然间目昏，那就在肝俞放血；如果已经目昏好久了，那就肝俞艾灸。这就是看病要辨实虚，虚就要用补法。

如果看不出来，就切脉，有力无力辨虚实。

肝俞穴，属足太阳膀胱经，专门治疗肝胆病。

《千金要方》上面讲了，肝区急痛，就艾灸肝俞，百壮。肝炎、肝癌、吐血，都要艾灸肝俞。

《医宗金鉴》讲，肝里头长包块、脂肪肝、肝囊肿，只要在肝俞艾灸，灸肝俞，可以让脂肪油、板结油熔化掉，排掉。

当心传之玄要，究手法之疾徐。

意思是《玉龙赋》要经过师父串讲，袈裟遮围，古代是用心传，不用嘴传，袈裟遮围以后，法不传六耳，玄要，玄本来很重要，又加一个要字，是紧要中的紧要。《玉龙赋》在针灸歌赋中，如同皇冠顶钻那么灿烂。

究手法之疾徐，手法快还是慢，很重要，手法也有补泻，既看你选穴准不准，还看你手法行不行。

就像射箭能不能射中靶心，一看你瞄不瞄得准，二看你拉弓的力量足不足。

会用穴位，但没有力量，效果不会很显著；反过来，一味练力量，不懂穴位，也是"草莽匹夫"一个。

所以我们要文不迂腐，武不粗鲁，既要把功夫练上去，体力练上去，又要练认穴之准。

我们要体智双修，慈勇并练。

> 或值挫闪疼痛之不定。此为难拟定穴之可祛。

如果碰到突然闪挫外伤疼痛，怎么办？无证可辨，就是痛，那就以痛为俞为穴，还要知道阿是穴。

很难治的这些病，照样可以驱逐它们，难以确定它的部位也没关系，就选阿是穴。

> 辑管见以便诵读，幸高明而无哂诸。

这个讲得多好！作者开篇的时候，以凤头来起顶，说《玉龙赋》是：

> 参博以为要，辑简而舍烦；
>
> 总玉龙以成赋，信金针以获安。
>
> 此赋总辑《玉龙歌》要旨尔，歌见三卷。

我相信金针，只要在《玉龙赋》基础上，碰到病就可以安它，就可以老安少怀朋信，凭一根金针，非常霸气。

收尾的时候，很谦虚地说歌赋其实只是管见，大海里头的一滴水。

你懵懂无知的时候，它给你鼓励，一旦你学完了，技艺突飞猛进，它又给你刹车，让你谦虚，毕竟是山外有山，天外有天。

所以希望你们学了《玉龙赋》以后，可以一本书成就真功夫，一能胜多。

止于一，万事毕。少则得，多则惑。制心一处，无事不办。

小贴士

上脘

【定位】在上腹部，前正中线上，脐中上5寸。

【功能】和中降逆，利膈化痰。

【主治】胃痛，呃逆，呕吐，反胃，癫痫，胃炎，消化性溃疡，胃下垂，食道痉挛等。

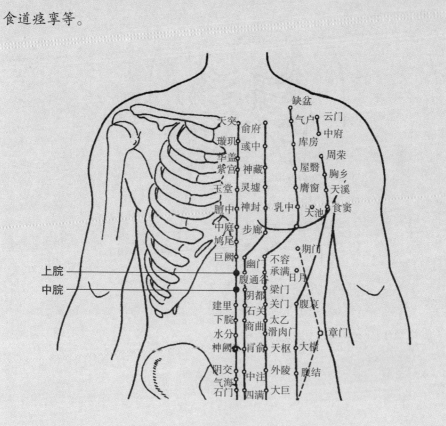

中脘

见第18讲小贴士。

中极

【定位】在下腹部，前正中线上，脐中下4寸。

【功能】补肾气，利膀胱，清湿热。

【主治】遗精，阳痿，遗尿，小腹痛，月经不调，带下，崩漏，痛经，胎衣不下，产后恶露不止，外阴瘙痒，子宫脱垂，盆腔炎，尿潴留，尿失禁等。

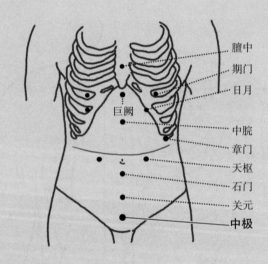

肝俞

【**定位**】在背部，第9胸椎棘突下，旁开1.5寸。

【**功能**】疏肝利胆，理气明目。

【**主治**】黄疸，胁痛，胃痛，吐血，衄血，眩晕，夜盲，目赤痛，青光眼，癫狂，痫症，脊背痛，肝炎，胆囊炎，神经衰弱，肋间神经痛等。

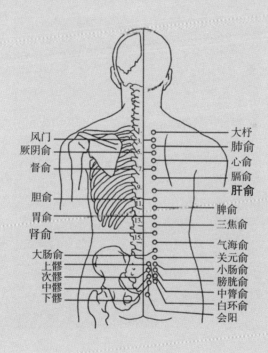

风门
厥阴俞
督俞
胆俞
胃俞
肾俞
大肠俞
上髎
次髎
中髎
下髎

大杼
肺俞
心俞
膈俞
肝俞
脾俞
三焦俞
气海俞
关元俞
小肠俞
膀胱俞
中膂俞
白环俞
会阳

后记

在用针灸或手法点按时，一定要牢记这三个要点：

能量，线路，平衡。

能量，这是针对虚实来讲的，虚则补之，实则泻之！即"天之道，损有余而补不足"！

一个养老院院长，因为在腰背中间的一个地方痛，每到半夜两三点就会痛醒，要起来坐很久，才能睡下去，后来实在没办法就辞职了，五年后，这个问题还是没有解决。她在医院检查没有问题，中医也试过了，还是解决不了。

我看她脉弱，身体单薄，再按她痛处时是喜按的，于是便用一些温补的药酒，配合缓慢渗透的补法按摩，当天晚上她睡觉的时候，那个地方整夜都是热烫烫的，也没有睡好，但也不痛了。再用相同的手法按一次，晚上睡觉全身暖融融的，一觉到天亮，后续她拿了些药酒回去擦，到现在没有痛过，正考虑恢复工作。

线路，这是针对通滞来讲的，所谓不通则痛，通则不痛，就像点灯不亮一样，可能是没电，也可能是线路故障。如果是线路的问题，只需要把经络理顺，灯自然就亮了。

有一个女子，左手食指麻了两年，最后弯不下，也找过人推拿按摩，但都没有治好！

我循着手阳明大肠经往上点按，凡是遇到痛点的都揉散，最后发现在大肠经上交大椎穴周围找到一条筋浮松出来，也很痛，就慢慢拨揉，最后把这条理顺缩了回去。

她动了动手指，说，不麻了，而且食指可以自由地伸缩了，很神奇，好几年的问题，就一两分钟搞定了！

平衡，这是针对阴阳来讲，所谓阴阳平衡则无病，阴阳失衡百病生。在把前面两个问题搞定后，还要做一个工作，那就是恢复阴阳的平衡，不然身体的病还会不断地出现！

一个大学教师，性格很开朗，人很好，但是这两年脖子变大，医院检查也没什么问题，也不知道怎么治。

我一看，一打脉，说，你这是被气的。她说，不可能啊，我脾气很好，很开朗的。

我说，这脉不会骗人，身体也不会骗人，有句话叫气得脸红脖子粗，你关脉也鼓起来了。

她说，唉，也是，在学校被学生气，在家里被老公气，这些我都尽力去看开。

我说，思想上看开，还得身体上释放松开。

于是就叫她拍打腋窝，吃逍遥丸，她回去后，有事没事就拍腋窝，药都没吃，一周后脖子粗大就减了一大半。

这就是无形的肝气阴郁堵，导致出现有形的脖子变大，只要把郁闷释放掉，那么脖子粗大自然就会恢复正常，这就是阴阳平衡。

就像跷跷板一样，你一边加了点重量，另一边就会翘起来，只有两边重量一样，才能够平衡！

在云南丽江有一座玉龙雪山，当时明朝大旅行家徐霞客壮行天下时，就到过这里，并写了一首诗以赞之，这《玉龙赋》的讲记，就用徐霞客的这首诗作为结尾，希望中医人心像雪玉一样洁白，医术像龙一样有能耐，仁爱苍生，救死扶伤！

北辰咫尺玉龙眠，粉碎虚空雪万年。

华表不惊辽海鹤，崆峒只对藐姑仙。